A FÓRMULA da SAÚDE em 12 SEMANAS

DR. NATANIEL VIUNISKI

A FÓRMULA da SAÚDE em 12 SEMANAS

TENHA UMA VIDA MAIS SAUDÁVEL
E LONGA COM PEQUENAS MUDANÇAS

Luz da Serra
EDITORA

1ª Edição - Nova Petrópolis / 2023

Produção Editorial:
Tatiana Müller

Capa:
Rafael Brum

Projeto gráfico e diagramação:
Marcos Seefeld

Revisão:
Aline Naomi Sassaki
Daniele Marcon
Bruna Gomes Ribeiro

Dados Internacionais de Catalogação na Publicação (CIP)
(Câmara Brasileira do Livro, SP, Brasil)

Viuniski, Nataniel

A fórmula da saúde em 12 semanas / Nataniel Viuniski. -- 1. ed. -- Nova Petrópolis, RS : Luz da Serra Editora, 2023.

ISBN 978-65-88484-67-8

1. Autoajuda (Psicologia) 2. Dieta de emagrecimento 3. Emagrecimento - Aspectos da saúde 4. Exercícios físicos 5. Nutrição - Aspectos da saúde I. Título.

23-159418   CDD-158.1

Índice para catálogo sistemático:

1. Autoajuda : Psicologia 158.1

Aline Graziele Benitez - Bibliotecária - CRB-1/3129

Todos os direitos reservados. Nenhuma parte desta obra pode ser reproduzida ou transmitida por qualquer forma e/ou quaisquer meios (eletrônico ou mecânico, incluindo fotocópia e gravação) ou arquivada em qualquer sistema ou banco de dados sem permissão escrita da Editora.

Luz da Serra Editora Ltda.
Rua das Calêndulas, 62
Bairro Juriti - Nova Petrópolis/RS
CEP 95150-000
loja@luzdaserra.com.br
www.luzdaserra.com.br
loja.luzdaserraeditora.com.br
Fones: (54) 99263-0619

AGRADECIMENTOS

A gratidão é uma chave que abre portas. As portas da felicidade, da saúde, da sorte, da fortuna e do amor são abertas com agradecimentos. E para que essas portas se abram em minha vida, deixo aqui o meu agradecimento a todos aqueles que tornaram este projeto possível.

Inicialmente, agradeço ao Deus do meu coração e da minha compreensão pela vida, pela saúde e por poder escrever esta obra com um único propósito: transformar a vida das pessoas.

Com muito carinho e muita intensidade, agradeço à minha família o apoio de sempre:

Vera, meu amor, minha companheira, minha fonte de inspiração e, acima de tudo, minha amiga; obrigado pelo seu amor, sorriso e incentivo.

Às minhas filhas Verena e Luiza, obrigado por iluminarem e aquecerem o meu coração com o sorriso e o brilho do seu olhar. Eu adoro cada momento que passamos juntos, e quando estamos longe, saibam que meu pensamento está em vocês. Meu amor é tão grande que até o namorado de vocês duas eu amo!

Aos meus pais, minha irmã e meus sogros, agradeço por agora entender que a educação e o exemplo que recebi lá no começo continuam sendo o farol que ilumina os meus caminhos.

Aos meus amados sobrinhos, agradeço por provarem de uma forma inequívoca que a humanidade evolui e melhora a cada geração.

Aos meus tios, primos e cunhados. Amo muito cada um de vocês.

Agradeço muito, e com emoção, a cada um dos meus amigos. Sem vocês a vida não teria tanto sabor, tanta alegria e tanta graça. Eu amo conviver e compartilhar o estilo de vida saudável e ativo com vocês, e também amo todos os momentos maravilhosos que curtimos juntos.

Minha gratidão aos meus colegas de profissão, aos meus professores, alunos e pacientes. Eu aprendo muito com vocês, sempre, em todas as oportunidades em que juntos dividimos as experiências do dia a dia.

A todos vocês, o meu muito obrigado.

Nataniel Viuniski

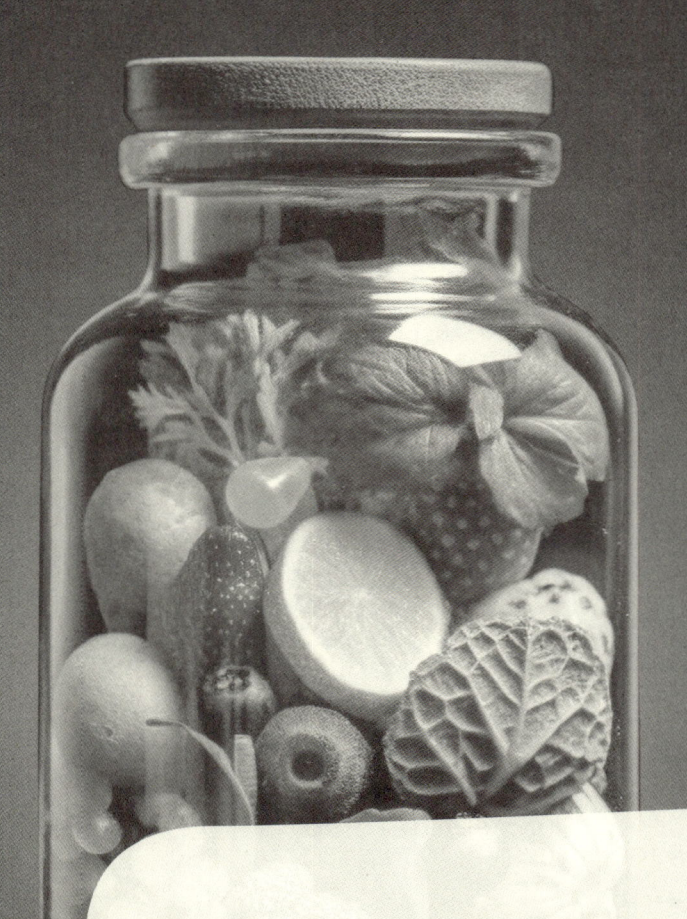

SUMÁRIO

>>>>>>>>>>>>>>>>>>>

APRESENTAÇÃO:
Por que devo ler este livro? 11

CAPÍTULO 1:
Por que é importante adotar um estilo de vida saudável e ativo no mundo pós-pandemia? 19

CAPÍTULO 2:
Por que é indicado se manter dentro da faixa de peso recomendada? 29

CAPÍTULO 3:
Por que é necessário praticar atividade física regularmente? 41

CAPÍTULO 4:
Por que é aconselhado controlar o estresse e ter uma boa noite de sono? 63

CAPÍTULO 5:
Por que é indispensável investir na imunidade? 75

CAPÍTULO 6:
Por que é primordial ingerir proteínas? 85

CAPÍTULO 7:
Por que é importante consumir gorduras saudáveis? 99

CAPÍTULO 8:
Por que é recomendado incluir
carboidratos saudáveis na dieta? **125**

CAPÍTULO 9:
Por que é vantajoso adicionar
vitaminas e minerais no seu dia a dia? **133**

CAPÍTULO 10:
Por que é fundamental
consumir alimentos ricos em cálcio? **147**

CAPÍTULO 11:
Por que é imprescindível
acrescentar fibras à sua alimentação? **161**

CAPÍTULO 12:
Por que é essencial se hidratar? **175**

CAPÍTULO 13:
Por que é benéfico cuidar da pele? **181**

CONSIDERAÇÕES FINAIS:
Por que esse desafio é para a vida toda? **193**

PARA ENCERRAR:
Por que mudar seu estilo de vida hoje?
Dicas práticas para uma vida mais saudável **199**
    Sugestão de rotina de exercícios físicos **203**
    Tabelas de equivalentes **206**
    Sugestão de plano alimentar **214**

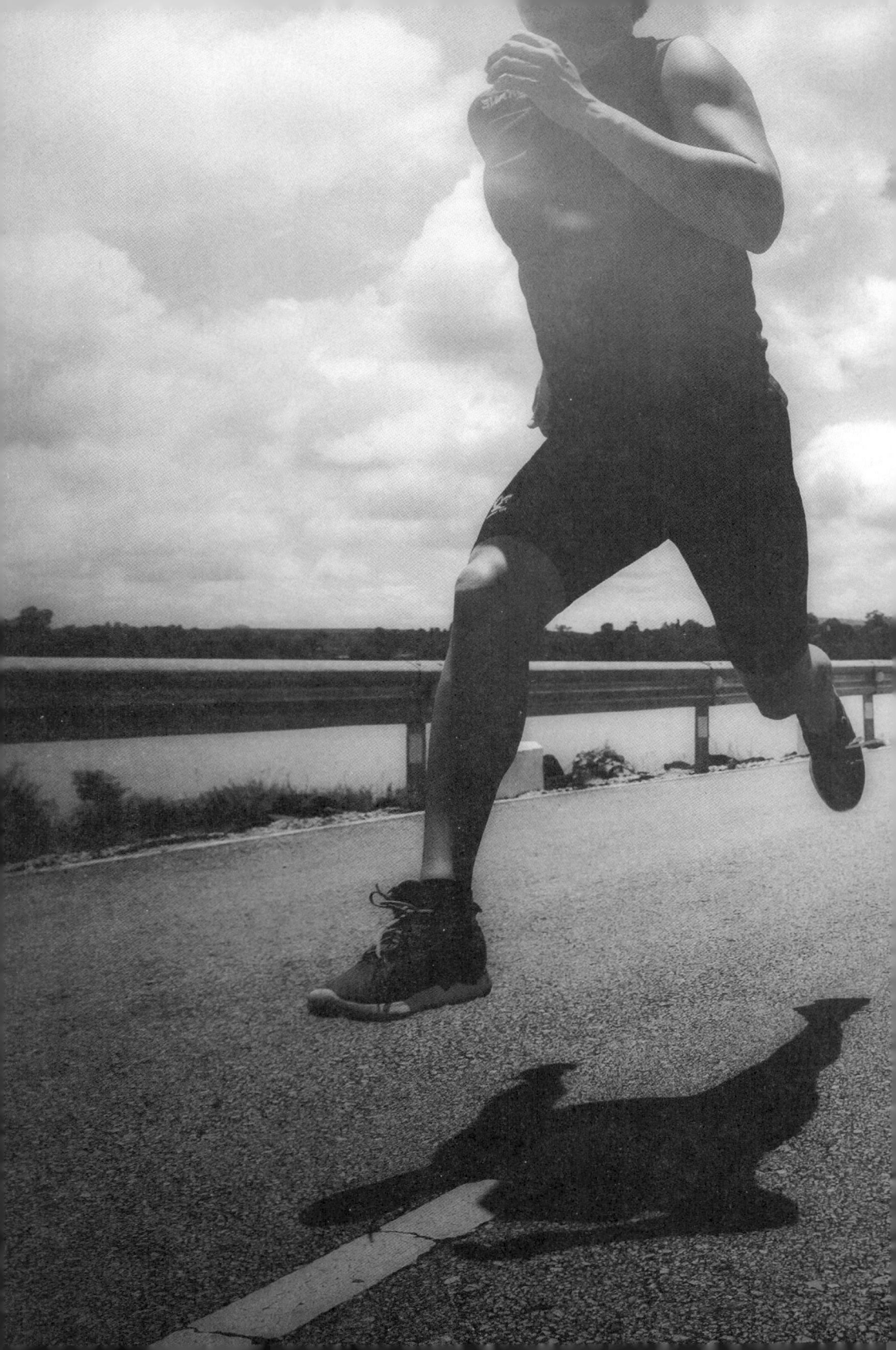

APRESENTAÇÃO: POR QUE DEVO LER ESTE LIVRO?

\>>>>>>>>>>>>>>>>>>>>>>>

Quando eu era criança, havia na estante de livros do meu quarto uma enciclopédia chamada *Tesouro da juventude*. Dentre todas as seções e capítulos maravilhosos que compunham aquele exemplar, o meu favorito era, certamente, *O Livro dos Porquês*. Minha curiosidade e meu interesse eram sempre despertados por alguma pergunta inusitada: "Por que o céu é azul?"; "Por que o ovo endurece quando cozido?"; dentre tantas outras. Se o poder das perguntas funciona para acionar a imaginação de uma criança, será que poderia funcionar para qualquer pessoa? Pode apostar que sim!

Nada é mais didático e mais produtivo na área da Educação e da Comunicação do que despertar e desafiar a curiosidade de quem está aprendendo. Aliás, o desejo de descobrir algo novo, de querer entrar em contato com algo interessante e, até então, ignorado, é o combustível que faz funcionar o motor do conhecimento.

Essa vontade de responder aos questionamentos, de resolver charadas e superar desafios é um dos componentes do mecanismo que arrancou a humanidade das cavernas e colocou a nossa espécie na rota das estrelas. Muitas vezes, formular boas perguntas diz mais sobre a inteligência de uma pessoa do que as boas respostas que ela eventualmente possa apresentar. É quase como um mapa ou um aparelho GPS: com as perguntas certas, chegamos aonde desejamos; com perguntas inadequadas, apenas ficamos dando voltas e mais voltas, sem chegar a lugar nenhum.

Nosso cérebro é uma máquina de responder perguntas. Ele é verdadeiramente programado para responder às questões que estamos formulando o tempo todo, mesmo que, na esmagadora maioria das vezes, nem nos demos conta disso. Já acordamos de manhã fazendo perguntas para o nosso cérebro: "Qual roupa vou usar hoje?"; "Quais são os meus compromissos do dia?"; "O que vou tomar no café da manhã?".

Se perguntarmos: "O que posso comer agora e que seja rápido, gostoso, saudável e nutritivo?", o cérebro vai buscar uma resposta. Caso a pergunta seja: "E se eu ficar mais cinco minutos na cama?", e depois: "O que eu posso encontrar para comer na rua, quando sentir fome?", as respostas também serão buscadas e certamente serão encontradas.

Não é preciso ser nenhum nutrólogo ou cientista da área da Nutrição para deduzir que essas diferentes perguntas vão resultar em diferentes respostas. E essas diferentes respostas vão levar a diferentes ações e com resultados completamente desiguais. E como tudo começou? Com uma simples pergunta que fizemos para nós mesmos!

Só para aprofundar um pouco mais e deixar bem claro o grande poder que reside em uma boa pergunta, basta dizer que se uma pessoa se olhar no espelho e se questionar: "Por que eu tenho essa barriga e não consigo emagrecer?", a resposta que ela poderá ouvir, do fundo da sua consciência, talvez seja: "Porque você não cuida da sua alimentação e não faz exercícios". Uma pergunta muito mais útil e poderosa seria: "O que eu posso fazer para estar na minha melhor forma, na minha melhor versão, de bem com a vida e cheio de energia?".

Depois de trabalhar mais de 25 anos com nutrição, controle de peso e obesidade, cheguei à conclusão de que a maioria das pessoas não quer mudar seu estilo de vida nem emagrecer... Elas querem ser emagrecidas! Simples assim, como se tudo acontecesse em um passe de mágica.

É como se elas se apegassem aos seus velhos hábitos da mesma forma que um náufrago se agarra a uma tábua de salvação. Querem continuar fazendo o que sempre fazem, mas obter resultados diferentes! As pessoas têm medo do novo, do desconhecido, têm medo de mudar.

No entanto, se você chegou até estas páginas, é porque tem consciência de que precisa fazer uma mudança em seu estilo de vida. Você sabe que precisa tomar uma decisão: continuar ignorando que o tempo está passando e que precisa cuidar da sua saúde, ou começar hoje um percurso de 12 semanas para transformar totalmente sua disposição física, mental e espiritual. Sim, isso é possível! A Fórmula da Saúde convida você a fazer pequenas mudanças na sua alimentação, a praticar exercícios físicos e a gerenciar o estresse, cuidando do seu corpo, da sua mente e da sua alma. A ideia é incentivar, motivar e servir como fonte de informação. Ser um guia seguro, embasado nas melhores evidências científicas, para incentivar você a adotar um estilo de vida saudável e ativo, e, principalmente, manter esses novos hábitos para sempre. No entanto, é muito importante ressaltar o seguinte: a leitura deste livro não substitui a consulta a um médico especializado. Pelo contrário, fazer exames de rotina anuais e ter o acompanhamento de um médico de sua confiança é fundamental não somente para a manutenção da saúde de modo geral, mas para garantir que os seus novos hábitos sejam assimilados de forma saudável e segura.

Esta obra aborda, de forma didática e direta, temas para você estudar, refletir e adotar no seu dia a dia, além de um programa prático de alimentação, exercícios e mudanças comportamentais que você poderá seguir com facilidade, sem atrapalhar a sua rotina. O grande desafio aqui é colocar tudo isso em prática, pois informação sem ação não vale de nada! Você pode ler um capítulo por semana e, paralelamente a isso, conferir a sugestão de exercícios físicos (a partir da p. 203) e a proposta de plano alimentar (a partir da p. 214). Dessa forma, você une conhecimento e prática e já começa sua mudança de vida imediatamente.

Outra sugestão interessante é formar um grupo para seguir esta jornada com você. Encontre uma turma, pessoas que, assim como você, desejam adotar um estilo de vida mais saudável e ativo, porém conservando o que já está bom. Tudo o que fazemos em grupo ou em comunidade funciona melhor e tem mais chance de virar um novo hábito positivo!

Se seguir esses conselhos, você terá em mãos um programa de 12 semanas que proporcionará a você resultados graduais e eficazes. Doze semanas são 90 dias, três meses, uma estação do ano: um ciclo. Neste caso, será um recomeço na sua jornada de bem-estar e saúde. Com o passar do tempo, você notará os resultados surgindo pouco a pouco, tanto no peso quanto nas medidas corporais; além disso, perceberá um aumento da massa muscular e uma redução no índice de gordura no organismo. Sua disposição será maior e a qualidade do seu sono irá melhorar, bem como a sua produtividade e concentração.

Mais do que isso, as pessoas à sua volta também vão notar essas diferenças e ficarão curiosas para saber qual é o seu segredo. Você vai desejar que esse bem-estar e essa qualidade de vida sejam visíveis para sempre!

E por falar em "para sempre", um estudo clássico[1] aponta que dentre os fatores que contribuem para que uma pessoa envelheça bem, com saúde e energia, 30% deles estão relacionados à genética, ou seja, àquilo que herdamos de nossos pais e ainda não podemos modificar. No entanto, 70% vão depender exatamente do estilo de vida adotado, ou seja, da forma como você se alimenta, das atividades físicas que faz, do controle do estresse e do uso de suplementos nutricionais.

Meu desejo é que este livro seja um guia seguro para auxiliar você a conquistar uma vida longeva com disposição, saúde, força, energia, boa memória e sucesso — e, claro, ao lado de todas as pessoas que você ama.

---

1 HARRIS, Tamara B. *et al.* Age, Gene/Environment Susceptibility–Reykjavik Study: Multidisciplinary Applied Phenomics. *American Journal of Epidemiology*, [s. l.], v. 165, n. 9, p. 1076-87, mar. 2007. Disponível em: https://doi.org/10.1093/aje/kwk115. Acesso em: 29 set. 2022.

Antes de passarmos ao primeiro capítulo, convido você a refletir sobre a importância de saber o motivo pelo qual tomamos uma determinada atitude ou decisão:

> *"Aquele que sabe como fazer algo, sempre terá um emprego ou trabalho. Aquele que sabe o porquê fazer algo, sempre será um chefe ou um líder."*

Que o seu porquê, o seu motivo, seja viver mais e melhor, transformando a vida das pessoas que você ama e fazendo do mundo um lugar cada vez mais feliz e mais saudável. Caso aceite este desafio amigável e carinhoso, desejo a você uma boa leitura, boas perguntas e boas respostas. Mãos à obra!

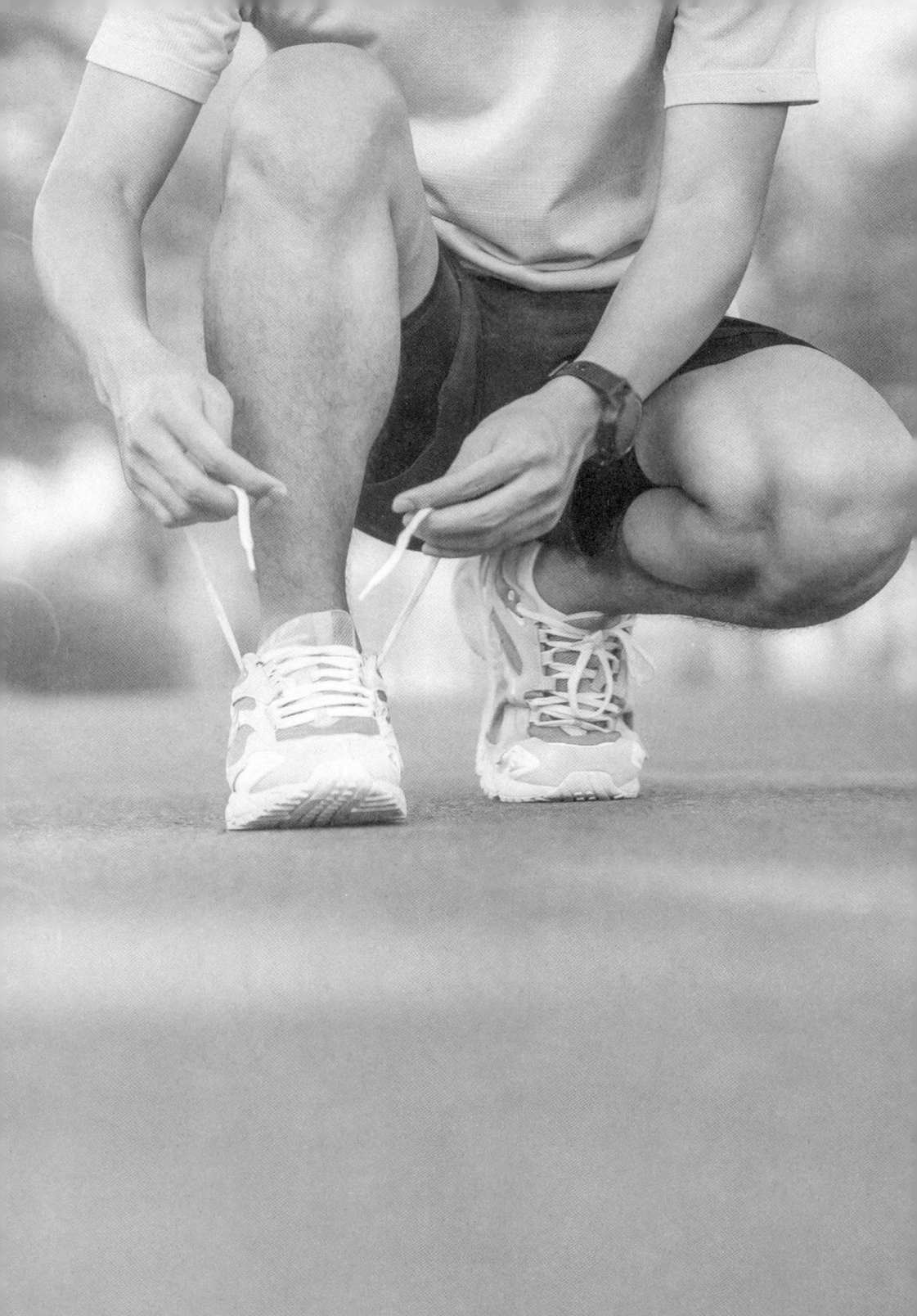

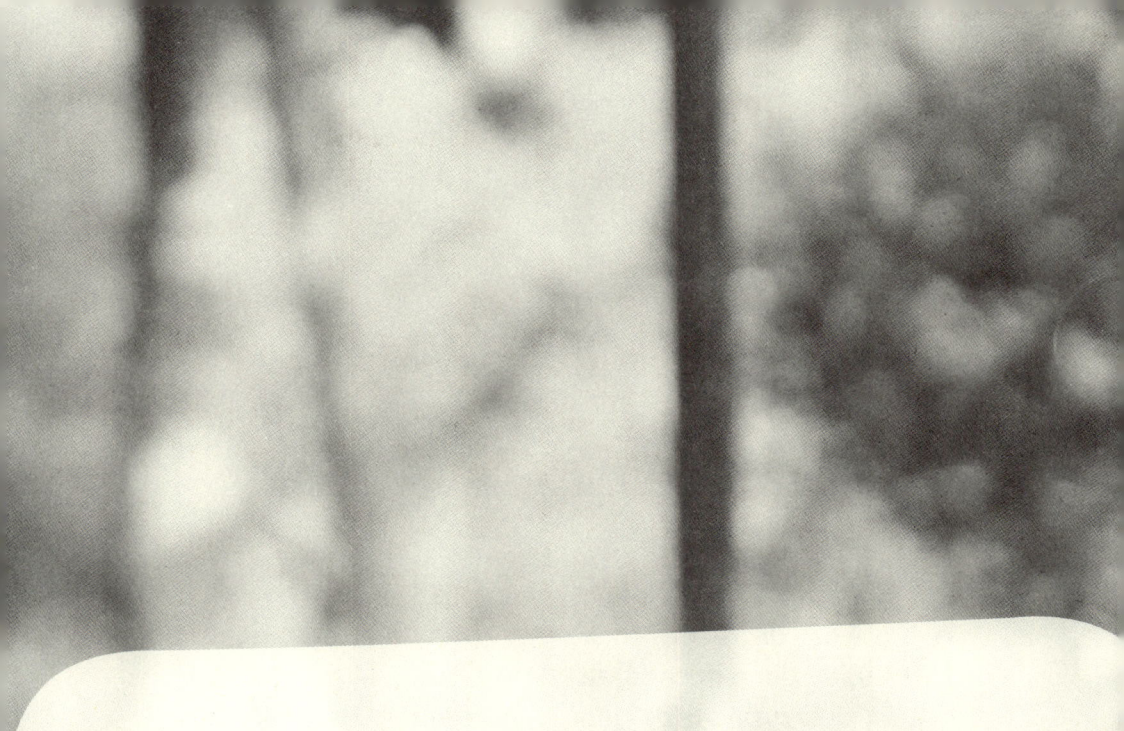

POR QUE É IMPORTANTE ADOTAR UM ESTILO DE VIDA SAUDÁVEL E ATIVO NO MUNDO PÓS-PANDEMIA?

\>>>>>>>>>>>>>>>>>>>>>>

No final de fevereiro de 2020, eu e minha família desfrutávamos das nossas férias na praia. Nós curtíamos intensamente cada momento pois a minha agenda profissional apontava que meu próximo final de semana livre, com elas, seria somente em agosto daquele ano, visto que estavam todos preenchidos com viagens nacionais e internacionais.

Então, veio a pandemia e tudo mudou: foram quase dois anos em casa sem viajar. E essa é a primeira lição que eu aprendi com ela: de uma hora para outra, tudo pode mudar.

A segunda lição que aprendi: É preciso se reinventar sempre. Aquela pessoa que passou esses meses de distanciamento social sem aprender uma nova habilidade ou desenvolver novos conhecimentos ficou inapelavelmente para trás. No meu caso, tive que trocar as viagens, eventos e consultas médicas presenciais por eventos on-line, reuniões virtuais e telemedicina. Aproveitei também para colocar outros projetos em dia, fazer cursos, ler mais e, claro, conviver o máximo possível com as pessoas que eu mais amo.

A terceira e mais importante lição que aprendi: Não existe tesouro, fortuna ou valor material que possa ser comparado com a vida e com a saúde. Nesses anos cinzentos da pandemia, eu, assim como inúmeros outros profissionais da saúde, vi pessoas oferecendo tudo que tinham e ainda mais, para conseguir uma vaga em alguma UTI para si mesmas ou para algum familiar querido. E muitas vezes isso não foi possível, nem mesmo mediante as ofertas mais mirabolantes.

Assim, para entendermos melhor tudo isso que aconteceu, e principalmente para estarmos mais preparados para o mundo que atualmente encontramos, é necessário aprofundarmos os conhecimentos sobre as relações entre o estilo de vida e a imunidade.

Nunca se falou tanto em imunidade como atualmente. Ela pode ser compreendida como o conjunto dos mecanismos que o organismo utiliza para se proteger contra os agentes que podem causar danos a ele. A imunidade é o resultado da ação do sistema imunológico ou imune, que é formado por moléculas, células, tecidos e órgãos que agem de maneira equilibrada a fim de assegurar as ações de defesa e proteção do corpo. Quanto mais baixa a imunidade, maior a possibilidade de ocorrer doenças e mais graves poderão ser as suas complicações.

Mas como podemos melhorar as defesas do sistema imunológico?

O fortalecimento do sistema imunológico está totalmente relacionado à adoção e manutenção de um estilo de vida saudável e ativo que engloba:

- ✓ Alimentação saudável e equilibrada rica em frutas, legumes e verduras
- ✓ Consumo de fibras em quantidades suficientes
- ✓ Ingestão de água
- ✓ Evitar a ingestão de açúcares, gorduras e álcool
- ✓ Exercícios físicos regulares
- ✓ Sono de qualidade
- ✓ Gerenciamento do estresse
- ✓ Exposição solar

Tendo isso em mente, fica muito evidente que o estado nutricional está diretamente relacionado com a imunidade, e vice-versa. As células de defesa, as imunoglobulinas, os anticorpos e outras estruturas-chave para a proteção do organismo são formadas por proteínas. Assim, é vital incluir proteínas de alta qualidade em todas as refeições. A prova disso é que pessoas com desnutrição proteico-calórica, como as que estão em risco social, idosos frágeis e portadores de doenças crônicas, estiveram muito mais suscetíveis a adoecer e até morrer pela COVID-19.

Outros nutrientes-chave para a imunidade são as vitaminas e minerais. Além do papel antioxidante e anti-inflamatório, alguns minerais, como o magnésio, o selênio e principalmente o zinco, além de algumas vitaminas, como a vitamina A, a vitamina E e especialmente a vitamina D, estão diretamente relacionados com as atividades de defesa do corpo.

Mesmo que muitos estudos publicados não tenham encontrado uma relação direta entre os níveis de vitamina D e a gravidade e duração da COVID-19, muitos outros mostraram que pessoas com níveis baixos dessa vitamina tiveram mais facilidade para adoecer e uma evolução mais grave quando comparados à população com os níveis adequados de vitamina D no sangue[2].

Frutas, verduras, vegetais de folhas escuras, laticínios e ovos são as principais fontes de vitaminas e minerais. Destaque especial para o sol, que sabidamente ativa a vitamina D. Sempre que não podemos garantir as quantidades adequadas desses alimentos e também da luz solar, o que é muito comum, devemos cogitar a suplementação com um multivitamínico.

Estamos acostumados com a ideia de que o trato gastrointestinal é o local de digestão e absorção dos alimentos, mas há várias décadas os imunologistas mostraram que a mucosa do intestino aloja a maior coleção de células imunes do corpo e que estas estão em atividade contínua, intensa e silenciosa.

Assim, além das proteínas, vitaminas e minerais, não podemos falar da plenitude das defesas do organismo sem falar da saúde do intestino e das maravilhosas descobertas que a ciência vem fazendo em relação ao papel que esse órgão desempenha na imunidade.

---

2 BARREA, Luigi *et al*. Vitamin D: A role also in long COVID-19? *Nutrients*. [s. l.], v. 14, n. 8, abr. 2022. Disponível em: https://doi.org/10.3390/nu14081625. Acesso em: 19 jan. 2022.

Durante a pandemia, ficou ainda mais evidente que ter um intestino saudável é extremamente importante para o bem-estar e a qualidade de vida. Além dos benefícios óbvios, como não ter constipação, diarreia, excesso de gases e ter um bom aproveitamento dos nutrientes, o bom funcionamento desse órgão resulta em um estado de maior proteção do organismo.

O intestino é um dos maiores órgãos do corpo e é exatamente aqui que ocorrem cerca de 80% de todos os processos relacionados à imunidade. Nele, existe uma grande concentração de células do sistema imunológico, pois medindo cerca de 7 metros e contando com as vilosidades e microvilosidades, sua superfície total é quase igual a uma quadra de tênis. Assim, ele não deixa de ser uma enorme porta de entrada para agentes agressores, mas serve também como uma verdadeira barreira entre o meio externo e o interno.

Por falar em agentes agressores, na intimidade do intestino, vivem aproximadamente 100 trilhões de seres microscópicos, desde fungos, bactérias e até vírus, formando o que hoje chamamos de microbioma, ou pequeno universo vivo, que habita dentro de todos nós. Sabendo que o corpo humano é formado por 10 trilhões de células, podemos afirmar que existem dez microrganismos na luz intestinal para cada célula humana. Em outras palavras, nós somos 10% humanos e 90% germes. Que lição de humildade que a biologia e a medicina estão nos ensinando!

Mas as perguntas aqui são: Como é que esses trilhões de vírus, fungos e bactérias não nos devoram? Não nos apodrecem? Não nos causam doenças? A resposta está na imunidade.

Graças às células de defesa e também à integridade da mucosa intestinal, a saúde e o estado de equilíbrio do organismo são preservados. Chamamos de síndrome do intestino permeável quando existe uma falha na barreira mucosa do intestino e quando algumas dessas bactérias a atravessam e passam para dentro da corrente circulatória, causando um processo de inflamação e de doenças. Essa barreira é formada por uma união de células intestinais (enterócitos) que devem estar juntas e fortalecidas para favorecer a boa imunidade. Caso essas células "se separem", o intestino se tornará permeável, favorecendo a entrada de patógenos que podem desencadear doenças. Cuidar das células do intestino automaticamente traz resultados para a imunidade.

Outra descoberta fascinante com relação à imunidade e à saúde intestinal é que o tipo de bactérias que formam o microbioma pode influenciar positivamente ou negativamente nas respostas de defesa do organismo. De uma maneira bem didática, podemos dividir as bactérias intestinais em dois grupos: as bactérias que causam doenças, as patogênicas, e as bactérias que possuem efeitos benéficos e que promovem a saúde, também conhecidas como probióticas. As bactérias boas auxiliam na digestão de nutrientes, na eliminação de toxinas, na produção de moléculas ativas e no apoio ao sistema imunológico para nos proteger de microrganismos causadores de doenças.

Não é difícil entender que os hábitos e o estilo de vida, como a alimentação, sedentarismo, tabagismo, excesso de álcool e estresse vão influenciar diretamente na qualidade e na quantidade das famílias de bactérias intestinais. Assim, quanto mais saudável seu estilo de vida, mais saudável será a população de bactérias intestinais. Quanto mais bactérias saudáveis, mais poderosa e eficiente será a resposta imune. Infelizmente, o contrário também é verdadeiro.

Existem alimentos que são fontes dessas bactérias benéficas ou probióticas. Podemos citar o iogurte natural, que é o mais comum dos probióticos e também o mais fácil de encontrar em qualquer mercearia ou supermercado, além do leite fermentado, o *kefir*, a *kombucha*, o chucrute, o missô, o *kimchi* e o *tempeh*. Quando não for possível ingerir regularmente esses alimentos, um suplemento probiótico pode ser tomado todos os dias.

É muito importante destacar o papel das fibras nesse universo de seres microscópicos. Elas são uma das bases da boa saúde intestinal, não só por promoverem um bom trânsito do bolo alimentar e boa regularidade, mas também por participarem dos mecanismos que mantêm íntegra a barreira da mucosa intestinal, prevenindo a síndrome do intestino permeável. Mas talvez o papel mais decisivo das fibras tanto na saúde intestinal quanto na imunidade é que elas servem como alimento para as bactérias benéficas, os probióticos. São chamadas de prebióticas as fibras que cumprem o papel de alimentar e promover o crescimento das boas bactérias. Podemos resumir que a combinação de fibras prebióticas com o estilo de vida saudável e ativo resulta em um microbioma mais saudável, uma barreira mucosa intestinal mais íntegra e uma imunidade mais poderosa.

Ao longo desta obra, vamos aprender mais sobre o papel da alimentação, dos suplementos nutricionais, dos exercícios físicos, do gerenciamento do estresse e do sono, não somente na imunidade, como na saúde em geral.

CONCLUSÃO

Os últimos anos deixaram bem claro que pessoas que tinham uma boa alimentação, que faziam exercícios físicos regularmente, que usavam suplementos nutricionais de alta qualidade, que gerenciavam melhor o estresse e que tinham um sono de qualidade estiveram mais protegidas durante a pandemia e tiveram menos complicações relativas à COVID-19, assim, adotar um estilo de vida saudável e ativo no mundo pós-pandemia é um novo recomeço em nossa jornada rumo a uma vida longa e feliz.

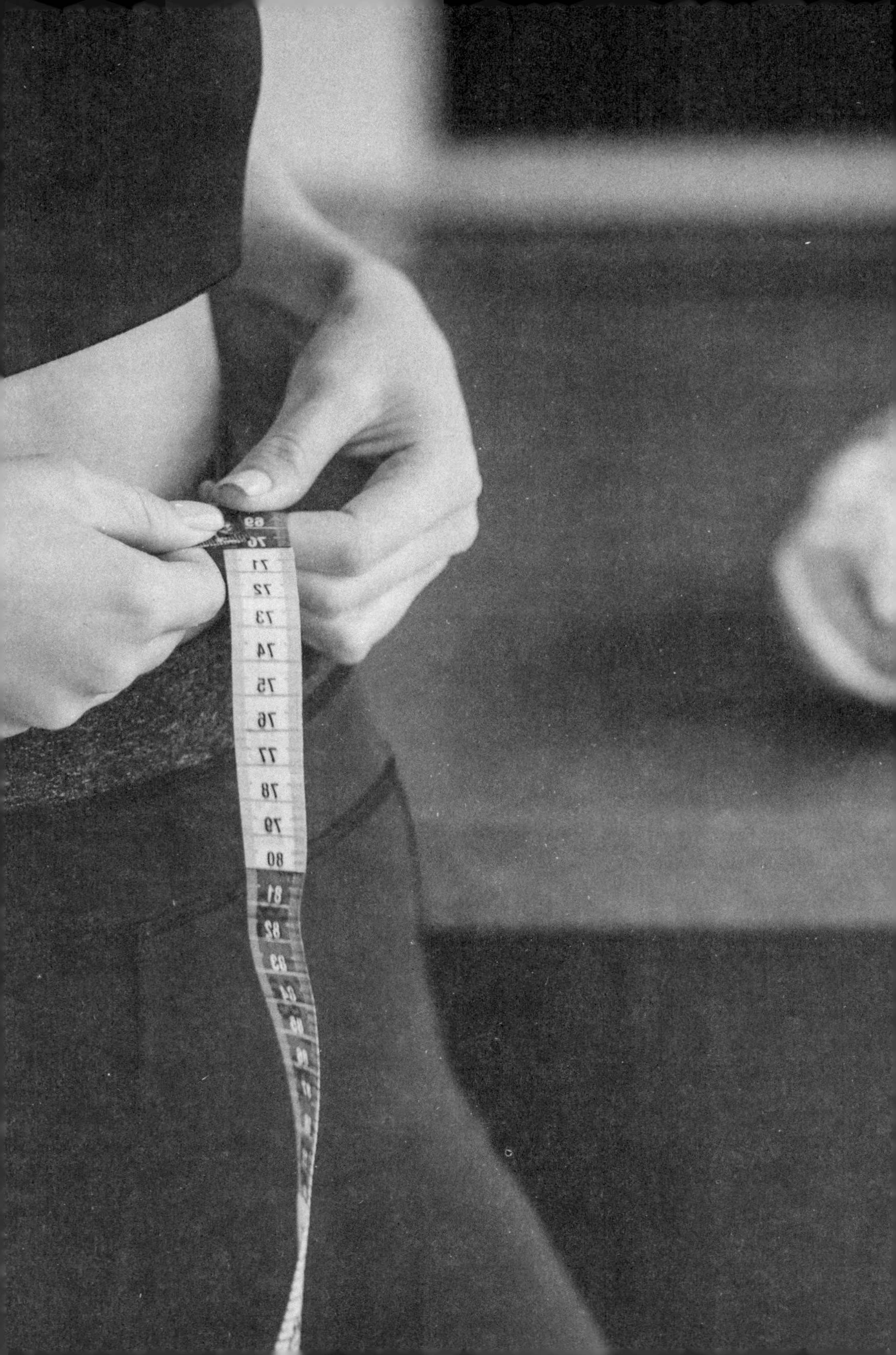

POR QUE É INDICADO SE MANTER DENTRO DA FAIXA DE PESO RECOMENDADA?

>>>>>>>>>>>>>>>>>>>>>>

Não é demais afirmar que o peso e a composição corporal de um indivíduo serão fatores vitais para determinar a sua qualidade e expectativa de vida. Sabemos que o peso que uma pessoa apresenta em um dado momento da vida é resultado da interação entre o seu patrimônio genético, o ambiente no qual ela está inserida e, principalmente, o seu estilo de vida.

Ainda não é possível manipular ou modificar nossos genes para controlar nosso peso e nossa composição corporal. No entanto, o ambiente pode, sim, ser trabalhado. Você sabia que a própria Organização Mundial da Saúde chama alguns bairros e vizinhanças das grandes cidades de "ambientes obesogênicos"? E é somente com a união dos governantes, da indústria alimentícia, das universidades, dos profissionais da saúde, das escolas, das famílias e da sociedade organizada como um todo que poderemos mudar esses ambientes para melhor.

Ampliar as áreas de lazer e esporte, reduzir o preço dos alimentos mais benéficos para a saúde e controlar a violência urbana para permitir que as pessoas se sintam seguras para se exercitar e caminhar ao ar livre são apenas alguns dos desafios que precisam ser superados para que todos possam viver em espaços mais saudáveis.

Em primeiro lugar, porém, o estilo de vida que cada um adota deve ser mais bem-entendido e melhor trabalhado para que seja possível obter um resultado melhor, no que diz respeito à saúde. As mudanças que este livro propõe são aquelas que vêm de dentro para fora! Acredito de verdade que, quanto mais pessoas adotarem um estilo de vida saudável e ativo, mais saudável e positivo será o ambiente em que vivem.

Um passo importante para diminuir o excesso de peso e o sedentarismo de uma sociedade só será dado quando cada um de seus indivíduos deixar de ser sedentário e obeso, e isso só será possível quando essas pessoas incorporarem esse novo estilo de vida em seu dia a dia. Em outras palavras, significa o seguinte: se quiser combater a obesidade, tome as medidas necessárias para iniciar sua jornada rumo a um peso e a um estilo de vida mais saudável. Quer viver em uma sociedade em que todos estejam dentro de uma faixa de peso mais saudável? Então, comece você a controlar o seu peso e a mudar o seu estilo de vida.

Se ainda não podemos modificar nossa genética, e se o ambiente somente pode ser melhorado por meio de um esforço em conjunto de vários segmentos da sociedade, então é exatamente no estilo de vida que residem o trabalho e as mudanças que todos podemos e devemos praticar.

MAS AFINAL DE CONTAS, O QUE É ESSE TAL DE ESTILO DE VIDA?

Estilo de vida nada mais é do que o modo como pessoas vivenciam o mundo e, consequentemente, se comportam e tomam decisões. Ele é o somatório das nossas escolhas alimentares, do nosso nível de atividade física, do controle que fazemos do estresse e dos cuidados que temos com o nosso corpo e com o ambiente onde vivemos.

Esse conjunto de ações e escolhas irá impactar no risco, em diferentes graus, de uma pessoa ou população desenvolver, em algum momento da vida, doenças crônicas e degenerativas, como enfermidades cardiovasculares, alguns tipos de câncer, problemas ortopédicos e alterações emocionais, somente para citar alguns. Um estilo de vida sedentário e com más escolhas alimentares está fartamente associado ao excesso de peso e à obesidade.

Como você já deve ter observado, sobrepeso e obesidade são graus diferentes do mesmo transtorno da saúde. Mais do que um simples problema estético, de beleza ou autoestima, ambos são problemas sérios que podem, como consequência, causar impactos negativos em quase todos os órgãos e sistemas do nosso corpo físico e emocional. Além dos prejuízos que o excesso de peso traz por si só, ele também é fator de risco para inúmeras enfermidades físicas e emocionais. Ao lado do tabagismo, do sedentarismo e da hipertensão, a obesidade é uma das principais causas de morte prematura e de agravos para a saúde. Entretanto, e mais importante, ela é um dos fatores de risco que pode ser modificado.

Por definição, obesidade é o excesso de gordura corporal que, de modo geral — embora não seja uma regra —, está associado a um peso elevado para o sexo e a faixa etária do indivíduo.

Por isso, um homem com 110 kg nem sempre é obeso. Se ele tiver 2,12 m de altura e for um jogador de basquete — ou seja, um atleta, alguém que pratica esportes —, está tudo certo. Porém, se ele tiver 1,60 m de altura e for sedentário, é muito provável que esse indivíduo esteja enfrentando as consequências físicas e emocionais do seu excesso de peso.

Mas como saber se estamos dentro do peso ideal para a nossa altura, com sobrepeso ou obesidade? Existem inúmeras maneiras eficazes de fazer esse diagnóstico. De forma didática, podemos dividir os métodos em quantitativos e qualitativos. Os métodos quantitativos simplesmente informam a quantidade e o grau de excesso de peso — como é o caso do peso aferido por uma balança digital —, enquanto os métodos qualitativos informam com mais precisão a composição corporal, a porcentagem de músculos e gordura presente no organismo e, principalmente, onde e como eles estão distribuídos — como é o caso da bioimpedanciometria.

A bioimpedância elétrica (BIA) é um método embasado na resistência à passagem de corrente elétrica pelos tecidos orgânicos, e que são diferentes em função de seu conteúdo hidroeletrolítico. A massa magra, por apresentar maior conteúdo de água e sais minerais, apresenta-se como melhor condutor que a massa de gordura. O aparelho, então, realiza cálculos e equações preditivas que são gerados após o examinador fornecer dados como peso, altura, idade e sexo. A partir dessas equações, é obtido o total de água e de massa livre de gordura.

O método utiliza eletrodos colocados nas extremidades do corpo (mãos e pés), e o indivíduo pode estar deitado (bioimpedância horizontal), ou de pé (bioimpedância vertical). Devido ao seu baixo custo, à facilidade de operação e à sua portabilidade e segurança, a BIA é um método usado com frequência por médicos especializados, embora não tenha sensibilidade para detectar mudanças na composição corporal de um indivíduo que ocorrem, por exemplo, durante intervenções nutricionais ou treinamento físico. O álcool, a cafeína e a atividade física possuem ações diuréticas que podem aumentar a biorresistência e, com isso, alterar o teste, modificando o peso do indivíduo.

A circunferência abdominal é obtida com a pessoa em pé, no maior perímetro entre a última costela e a crista do osso ilíaco (osso do quadril). Sua grande vantagem é expressar a quantidade de gordura intra-abdominal, aquela que causa um enorme impacto negativo na saúde em geral.

É correto afirmar que a medida da cintura fala mais sobre a saúde e as condições metabólicas de uma pessoa do que o seu peso. O novo paradigma é que a fita métrica é uma ferramenta mais importante para avaliar os riscos cardiovasculares do que a balança.

A maior pesquisa já realizada sobre a influência da circunferência abdominal na mortalidade da população, nas diversas faixas do índice de massa corporal (IMC), foi publicada nos Estados Unidos por James Cerhan e colaboradores na Mayo Clinic[3]. Nessa pesquisa, foram avaliados 11 estudos prospectivos, conduzidos entre 650 mil participantes. Em cada uma das quatro faixas de IMC — desnutrição, peso saudável, excesso de peso e obesidade —, os participantes foram divididos em seis subgrupos, separados por incrementos de 5 cm na circunferência abdominal. Os índices de mortalidade de cada subgrupo foram comparados com os daqueles em que os participantes apresentavam a menor circunferência abdominal (dentro da mesma faixa de IMC).

Durante o período de observação, ocorreram 78 mil óbitos. Tanto em homens como em mulheres, a medida da circunferência abdominal esteve fortemente ligada à mortalidade geral. Comparados aos homens com circunferência menor do que 90 cm, aqueles com 110 cm ou mais apresentaram mortalidade 52% maior. Mulheres com 95 cm ou mais tiveram mortalidade 80% mais alta do que aquelas com circunferência abaixo de 70 cm. Para cada 5 cm de aumento na circunferência abdominal, houve aumento de 7% na mortalidade masculina e de 9% na feminina, dados que se repetiram em todas as faixas do IMC, com exceção daquela abaixo de 20 kg/m², nos homens. A associação foi mais acentuada entre os 20 e 59 anos de idade, mas foi documentada mesmo entre os participantes de 70 a 84 anos.

Comparados com o subgrupo de menor circunferência abdominal, os homens com circunferência maior

---

[3] CERHAN, James R. *et al*. A pooled analysis of waist circumference and mortality in 650,000 adults. *Mayo Clinic proceedings*, [s. l.], v. 89, n. 3. p. 335-45, mar. 2014. Disponível em: https://doi.org/10.1016/j.mayocp.2013.11.011. Acesso em: 29 set. 2022.

perderam, aproximadamente, três anos de vida; nas mulheres, a perda foi de cinco anos. A associação mais evidente foi com doenças respiratórias e cardiovasculares; a relação com as mortes por câncer foi menos clara, embora significativa.

Desse estudo, foi retirada a tabela mais aceita e utilizada:

Sexo	Faixa ideal	Faixa limite	Risco aumentado
Homens	Até 94 cm	De 94 a 102 cm	Acima de 102 cm
Mulheres	Até 80 cm	De 80 a 88 cm	Acima de 88 cm

Reduzir as medidas da cintura, ficando dentro da faixa aceitável, é um dos principais fatores para promover a quantidade e qualidade de vida, aumentando a saúde física e mental, e diminuindo os riscos de uma série de enfermidades e complicações médicas.

Assim, podemos concluir que o peso corporal é apenas uma parte do estilo de vida saudável. Cada vez mais estamos focalizando e valorizando a composição corporal saudável, ou seja, a quantidade de gordura e de músculos no organismo. Entre pessoas com um mesmo peso, aquelas que tiverem menos gordura e/ou mais músculos em seu corpo, provavelmente serão as mais saudáveis.

As recomendações de percentual de gordura corporal vão variar conforme o sexo, a idade e, também, o grau de exigência. Um atleta masculino poderá estar em ótima forma com 12% de gordura corporal enquanto uma atleta feminina, da mesma modalidade, pode estar fantástica com 22%! Veja, nas tabelas a seguir[4], os percentuais utilizados, lembrando que para a saúde em geral, devemos buscar os números na faixa da média e, depois, ir melhorando gradualmente.

Percentual de gordura ideal para homens					
Nível/idade	18 a 25	26 a 35	36 a 45	46 a 55	55 a 65
Excelente	4 a 6%	8 a 11%	10 a 14%	12 a 16%	13 a 18%
Bom	8 a 10%	12 a 15%	16 a 18%	18 a 20%	20 a 21%
Acima da média	12 a 13%	16 a 18%	19 a 21%	21 a 23%	22 a 23%
Média	14 a 16%	18 a 20%	21 a 23%	24 a 25%	24 a 25%
Abaixo da média	17 a 20%	22 a 24%	24 a 25%	26 a 27%	26 a 27%
Ruim	20 a 24%	25 a 27%	27 a 29%	28 a 30%	28 a 30%
Muito Ruim	26 a 36%	28 a 36%	30 a 39%	32 a 38%	32 a 38%

Percentual de gordura ideal para mulheres					
Nível/idade	18 a 25	26 a 35	36 a 45	46 a 55	55 a 65
Excelente	13 a 18%	14 a 16%	16 a 19%	17 a 21%	18 a 22%
Bom	17 a 19%	18 a 20%	20 a 23%	23 a 25%	24 a 26%
Acima da média	20 a 22%	21 a 23%	24 a 26%	26 a 28%	27 a 29%
Média	23 a 25%	24 a 25%	27 a 29%	29 a 31%	30 a 32%
Abaixo da média	26 a 28%	27 a 29%	30 a 32%	32 a 34%	33 a 35%
Ruim	29 a 31%	31 a 33%	33 a 36%	35 a 38%	36 a 38%
Muito Ruim	33 a 43%	36 a 49%	38 a 48%	39 a 50%	39 a 49%

O músculo em repouso gasta cinco vezes mais calorias que o tecido adiposo. Assim, quando você troca 1 kg de gordura por 1 kg de músculo, seu peso continua

---

4 POLLOCK, Michael L.; WILMORE, Jack H. *Exercícios na saúde e na doença:* avaliação e prescrição para prevenção e reabilitação. 2. ed. Rio de Janeiro: MEDSI, 1993.

exatamente o mesmo, porém suas taxas metabólicas aumentam cinco vezes. Entre outros significados fisiológicos, você tem cinco vezes mais energia e, principalmente, é cinco vezes mais improvável que você volte a ganhar aquela gordura.

O músculo é a usina que queima energia no nosso corpo. É um queimador de calorias profissional. Para cada quilograma de massa muscular que adquirir, você irá gastar, aproximadamente, 100 kcal/dia, até mesmo enquanto dorme!

Trocar 1 kg de massa adiposa por 1 kg de massa muscular é o melhor negócio metabólico do mundo. Sua balança vai dizer que ficou tudo igual, mas pergunte para a sua fita métrica — ou melhor: pergunte para os seus familiares, amigos, cônjuge ou, principalmente, para o seu espelho, se eles notaram alguma diferença.

CONCLUSÃO

Manter um peso adequado é crucial para evitar o aparecimento de doenças e, consequentemente, prolongar nossa expectativa de vida. Pessoas com sobrepeso e obesas, independentemente da sua idade, nível social ou cultural, vivem menos tempo e com menor qualidade de vida do que as pessoas dentro da faixa de peso recomendada.

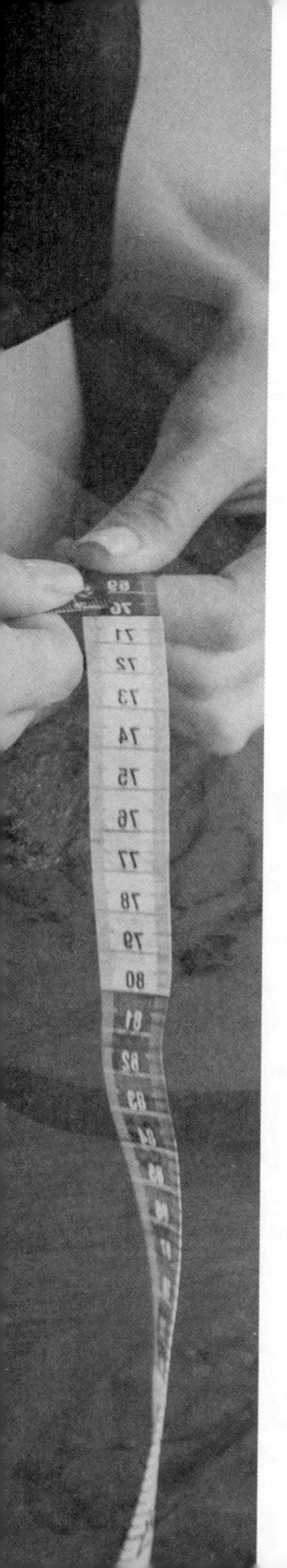

SE QUISER COMBATER A OBESIDADE, TOME AS MEDIDAS NECESSÁRIAS PARA INICIAR SUA JORNADA RUMO A UM PESO E A UM ESTILO DE VIDA MAIS SAUDÁVEL.

@DOUTORNATANIEL

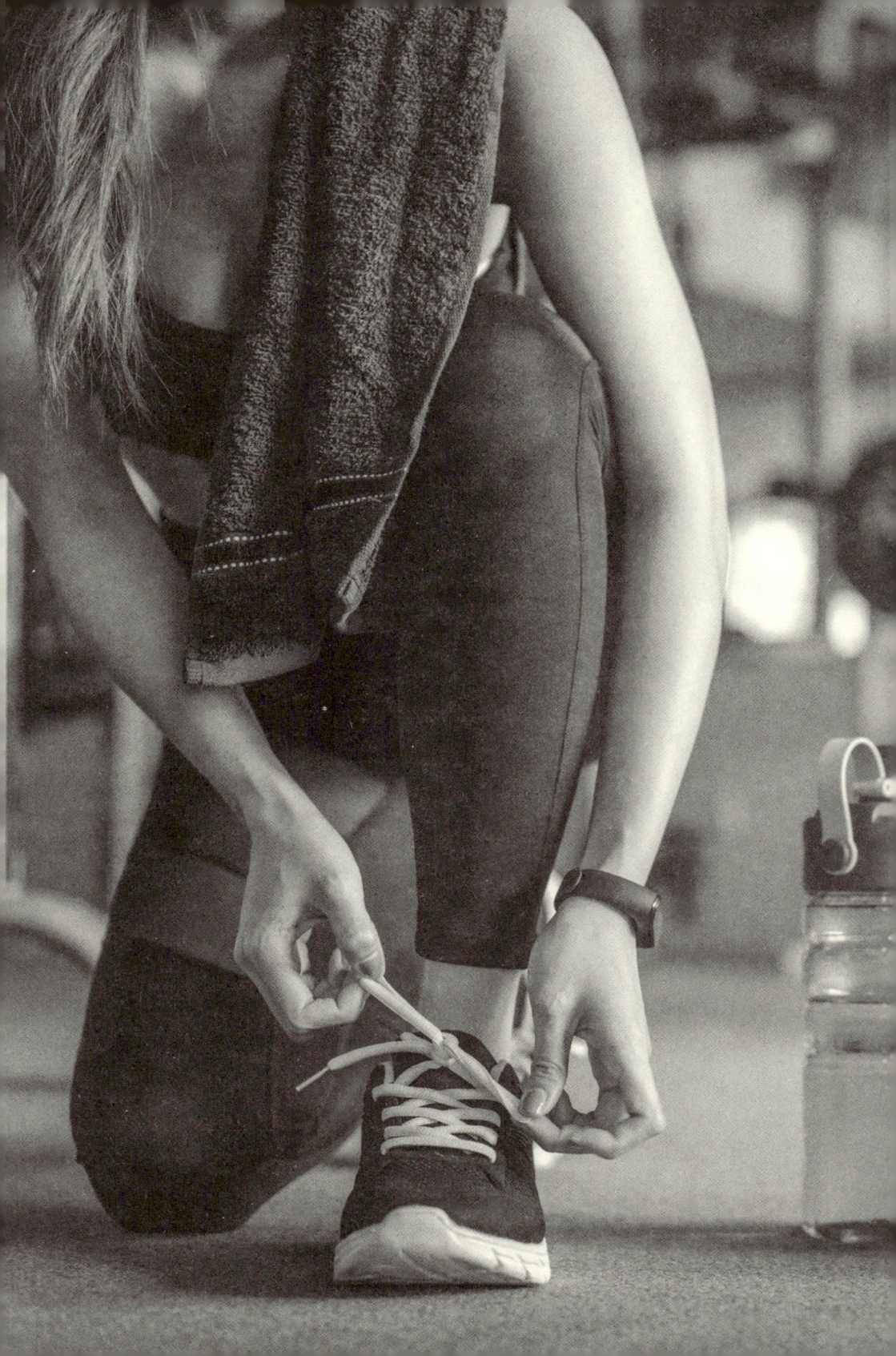

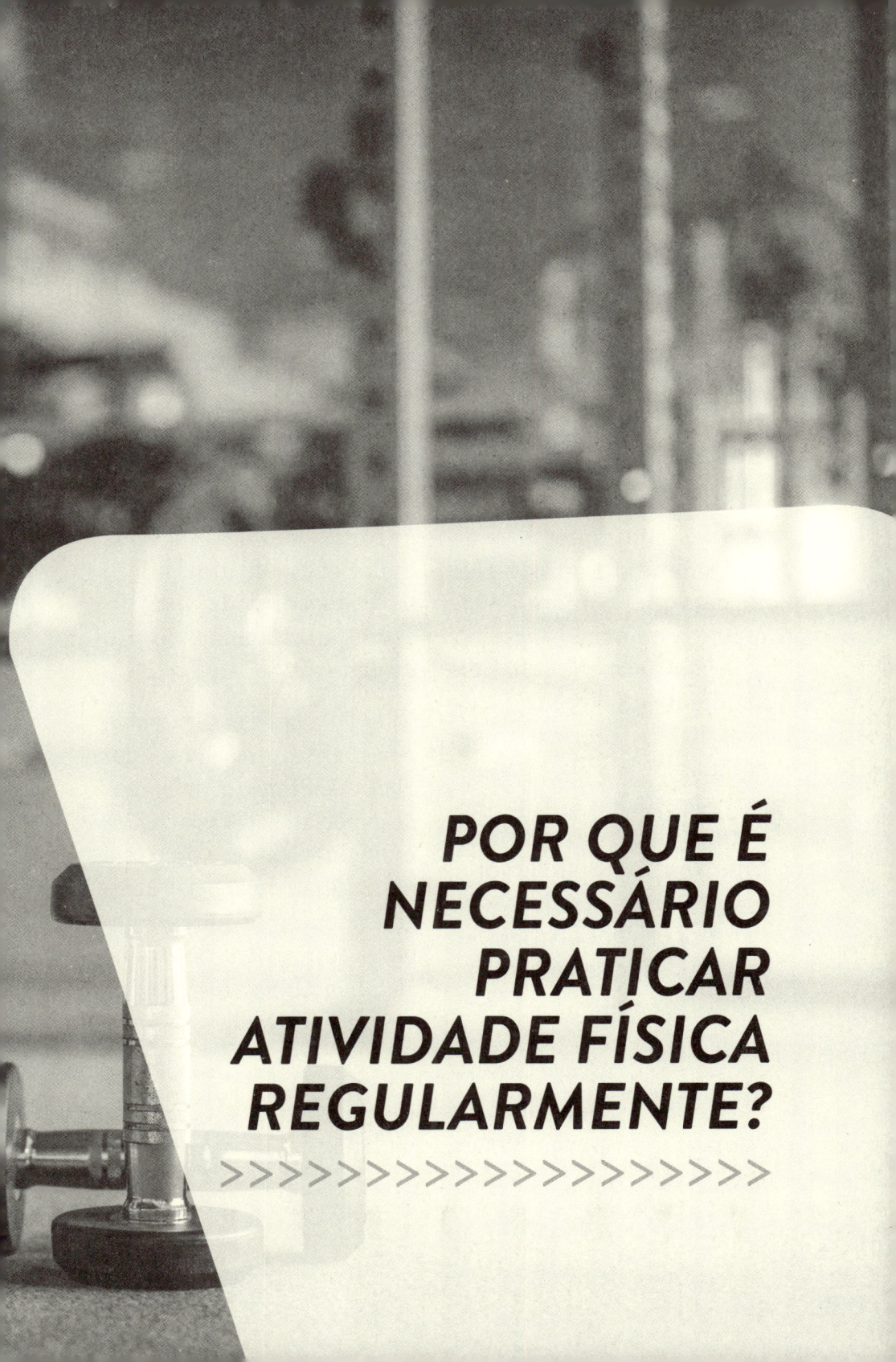

POR QUE É NECESSÁRIO PRATICAR ATIVIDADE FÍSICA REGULARMENTE?

>>>>>>>>>>>>>>>>>>>>>>

O sedentarismo é considerado fator de risco para um número enorme de patologias. Segundo a Organização Mundial da Saúde (OMS, 2004)[5], 25% de todas as mortes consideradas naturais podem ser atribuídas a um dos seguintes fatores de risco: hipertensão, tabagismo, hiperglicemia, *sedentarismo* e obesidade. Nos Estados Unidos, o sedentarismo é considerado a segunda maior causa de diminuição da expectativa de vida, ficando atrás apenas do uso do cigarro[6].

Permanecer sentado por mais de três horas por dia pode eliminar dois anos de expectativa de vida de um indivíduo, mesmo que ele pratique atividade física regularmente. Em um estudo publicado no *Journal of the National Cancer Institute*, os

---

[5] WORLD HEALTH ASSEMBLY. *Global strategy on diet, physical activity and health*. Geneva: World Health Organization, 2004. Disponível em: http://www.who.int/gb/ebwha/pdf_files/WHA57/A57_R17-en.pdf. Acesso em: 19 jun. 2020.

[6] PHYSICAL ACTIVITY GUIDELINES ADVISORY COMMITTEE. *Physical activity guidelines advisory committee report, 2008*. Washington: Department of Health and Human Services, 2008. Disponível em: https://health.gov/sites/default/files/2019-10/CommitteeReport_7.pdf. Acesso em: 29 set. 2022

pesquisadores relatam que pessoas que passam mais horas do dia sentadas podem ter até 66% mais risco de desenvolver certos tipos de câncer do que aqueles que não são sedentários[7].

Assistir à TV por mais de duas horas por dia pode reduzir a expectativa de vida ainda mais! Outro estudo, dessa vez publicado no *Journal of the American Heart Association*[8], analisou 13.284 jovens universitários espanhóis saudáveis para avaliar o risco de morte prematura por três comportamentos sedentários: assistir TV, tempo diante do computador e tempo de condução (dirigindo). Não foi encontrada nenhuma associação com o tempo de computador e o de condução, mas foi relatado que o risco de morrer se torna duas vezes maior para os participantes que assistiram três ou mais horas de TV, mesmo quando os autores do estudo responderam por outros fatores relacionados à morte precoce.

Os resultados ainda são considerados preliminares, embora essa não seja a primeira vez que pesquisadores encontraram efeitos seriamente preocupantes em assistir muita TV (que, em muitos casos, está associado ao consumo de *junk food*), que é uma das maneiras mais comuns de nos prender em uma poltrona ou um sofá.

---

[7] OXFORD UNIVERSITY PRESS USA. Sedentary behavior increases risk of certain cancers. *Science Daily*, [s. l.], 16 jun. 2014. Disponível em: www.sciencedaily.com/releases/2014/06/140616204357.htm. Acesso em: 29 set. 2022.

[8] AMERICAN HEART ASSOCIATION. Watching too much TV may increase risk of early death: Three hours a day linked to premature death from any cause. *Science Daily*, [s. l.], 25 jun. 2014. Disponível em: https://www.sciencedaily.com/releases/2014/06/140625184853.htm. Acesso em: 29 set. 2022.

A *American Heart Association* recomenda pelo menos 150 minutos de atividade aeróbica de intensidade moderada ou, pelo menos, 75 minutos de atividade aeróbica vigorosa a cada semana. Porém, para a esmagadora maioria das pessoas, os afazeres diários e a rotina agitada do século XXI infelizmente não permitem que sobre tempo adequado para a prática de atividade física. Por outro lado, soluções modernas e tecnologias sofisticadas possibilitam realizar cada vez mais trabalhos com um esforço muscular cada vez menor.

Para exemplificar essa realidade, basta lembrar que se nossas bisavós quisessem lavar roupas, há 100 anos, talvez elas precisassem caminhar até a beira de um riacho, lavar e estender a roupa ali mesmo e depois voltar para casa carregando um fardo bem pesado de roupas limpas. Já nossas avós, na maioria das vezes, possuíam um tanque de lavar roupa em casa. Hoje em dia, nós lavamos e secamos nossas vestes apenas apertando dois ou três botões da lava e seca, ou seja, o mesmo trabalho árduo do passado é feito, hoje, com uma expressiva diminuição de gasto calórico.

Por essa razão, devemos aproveitar toda e qualquer oportunidade do cotidiano para ficar mais tempo em movimento, tais como subir escadas, caminhar mais, estacionar o carro algumas quadras mais longe de onde realmente queremos ir, cuidar do jardim, passear com o cachorro, limpar a casa e dançar, somente para citar alguns exemplos. Veja quantas calorias são queimadas, aproximadamente, durante uma hora de:

- ✓ Corrida: 900 kcal
- ✓ Bicicleta: 840 kcal
- ✓ Tênis: 800 kcal
- ✓ Futebol: 780 kcal
- ✓ Aula de boxe: 660 kcal
- ✓ Natação: 540 kcal
- ✓ Aula de zumba: 1.000 kcal

Numa definição clássica adotada pela maioria dos autores, a atividade física é qualquer movimento corporal produzido pela musculatura que resulte num gasto de energia acima do nível de repouso. Assim, tanto brincar com os filhos quanto piscar os olhos podem ser considerados atividade física. O exercício, porém, é uma atividade física planejada, estruturada, repetitiva e que envolve intensidade, duração e frequência, e deve ser praticado sob a orientação de um profissional capacitado, com o objetivo de melhorar a resistência física, a coordenação motora ou a saúde como um todo. A atividade esportiva (competitiva ou de desporto), por sua vez, é uma atividade física relacionada a conceitos de desempenho ou competição.

Aumentar a atividade física, seja essa programada ou não, é parte vital de qualquer estratégia baseada na boa ciência para a prevenção de fatores de risco e/ou tratamento de patologias que vão desde a obesidade, diabetes tipo II e hipertensão até outros transtornos cardiovasculares e respiratórios.

O exercício adequado e praticado de forma rotineira vai resultar numa diminuição da formação de placas de ateroma, responsáveis por causar infartos e derrames. A prática regular de atividade física também pode ajudar a diminuir o LDL (mau colesterol) e aumentar o HDL (bom colesterol), diminuir as taxas de açúcar e triglicerídeos, além de reduzir os níveis de pressão arterial. Várias doenças das veias e artérias periféricas também evoluem de forma bem mais favorável quando uma rotina de exercícios é adotada.

Pessoas sedentárias estão muito mais expostas a problemas respiratórios e alérgicos, quando comparadas com aquelas que experimentam um estilo de vida mais ativo.

Já vimos que a composição corporal, estabelecida pela porcentagem de massa muscular e pela massa de gordura é muito mais importante do que o peso corporal total para estabelecer padrões de saúde e avaliar o risco cardiovascular, por exemplo. Exercícios aliados à boa alimentação, com aporte de proteína de alto valor biológico, promovem um aumento do tecido muscular e uma redução de tecido adiposo.

Na terceira idade, o exercício é fundamental para a manutenção da massa muscular, da flexibilidade articular, do equilíbrio e da prevenção da osteoporose.

Além disso, o exercício possui efeito positivo no humor, na socialização e na memória, sendo assim uma peça importantíssima nas medidas que promovem a saúde mental e afetiva. Quando o indivíduo se exercita, sua frequência cardíaca aumenta, e mais sangue oxigenado é bombeado para o cérebro. Durante a atividade física, ocorre uma liberação de neurotransmissores, tais como noradrenalina, serotonina e endorfina, que combatem a depressão, melhoram significativamente o humor, a autoestima, os padrões do sono e estimulam a memória.

Diversos estudos têm apontado o exercício como ferramenta eficaz para manejar depressões leves e moderadas. Ao analisar os resultados de 51 estudos diferentes, foi demonstrado que um aumento pequeno, mas significativo, na movimentação corporal estava ligado à diminuição dos sintomas de depressão. Como mais estudos estão sendo realizados, os pesquisadores estão propondo a hipótese de que, como o exercício eleva os níveis de serotonina, talvez isso seja o suficiente para aliviar os sintomas da depressão. Enquanto isso, já é possível citar, de forma bastante segura, alguns efeitos benéficos que o exercício produz na saúde emocional[9]:

- ✓ Exercícios fazem a gente se sentir melhor! A prática de exercício libera endorfinas, o que nos torna mais felizes e com uma autoimagem mais positiva.
- ✓ Exercícios melhoram o nosso humor! Exercitar-se regularmente libera as tensões, o que nos oferece suporte para lidar melhor com as situações de estresse e depressão.

---

9 There are more mental and physical benefits from exercising outdoors. *Shapeable*, [s. l.], 2020. Disponível em: https://www.shape-able.com/confirmation-of-mental-and-physical-benefits-from-outdoor-exercise.html. Acesso em: 18 maio 2020.

- ✓ Exercícios aumentam a nossa confiança! Quando nos exercitamos e aliviamos as tensões, cuidando de nós mesmos, não podemos deixar de nos sentir orgulhosos de nossas realizações. Nosso aspecto físico e nossa autoestima melhoram, e nos sentimos mais confiantes.

- ✓ Exercícios ajudam o organismo a desenvolver tolerância à dor! Os exercícios às vezes podem nos fazer sentir dor. À primeira vista, pode ser horrível, mas depois que isso acontece algumas vezes, aprendemos a lidar com esse desconforto. Isso leva a um aumento global do nosso limiar de dor (uma maior tolerância).

- ✓ Exercícios podem melhorar a capacidade cerebral! O exercício faz com que o nosso corpo crie mais células cerebrais (neurônios) e conexões (sinapses), tornando-se mais poderoso e com maior capacidade de aprendizagem.

- ✓ Exercícios podem melhorar o caráter! Aderir a uma rotina de exercícios irá nos ajudar a desenvolver e reforçar as nossas qualidades de disciplina, dedicação e determinação.

- ✓ Exercícios levam à autodisciplina! Os exercícios também nos ajudam a desenvolver diligência e consistência. Essas habilidades terão um efeito positivo em todas as áreas da nossa vida.

- ✓ Exercícios ajudam na recuperação de maus hábitos! Como mencionado anteriormente, o exercício pode ajudar você a desenvolver disciplina. Superar vícios poderá ficar muito mais fácil quando uma rotina de exercícios está em andamento.

- ✓ Exercícios ajudam a combater a depressão! A depressão é causada por um desequilíbrio químico no cérebro. Exercícios induzem à abundante liberação de "neurotransmissores do bem-estar" (endorfinas, dopamina e serotonina).

- ✓ Exercícios reduzem a ansiedade! Usar a nossa energia de uma forma direcionada e eficaz pode nos ajudar a relaxar e ter mais autocontrole.

- ✓ Já ouviu falar na "euforia do atleta"? Exercícios vigorosos podem nos ajudar a sentir grande prazer e satisfação pelo simples fato de nos fazer suar e atingir as nossas metas.

- ✓ Exercícios podem aumentar a concentração! O exercício pode aumentar o seu poder de concentração, foco e clareza mental. Por tudo isso, fica bastante claro que uma boa alimentação e a atividade física são peças fundamentais para a boa saúde e qualidade de vida. Mas já que hoje não é possível falar de bem-estar sem mencionar esses dois temas, qual a verdadeira relação entre nutrição e exercício?

A boa nutrição é o bom combustível para que o organismo possa produzir movimento de forma mais eficiente. Em outras palavras, os nutrientes serão utilizados pelo corpo, principalmente pelos músculos, como um combustível essencial para a prática da atividade física. Não é difícil concluir que se nos exercitarmos bem-nutridos, os resultados serão muito mais satisfatórios do que se realizarmos atividade física em situação de carência nutricional ou mal-hidratados.

A relação entre nutrição e exercício é conhecida há muito tempo, e existem vários relatos históricos que comprovam isso:

- *Na China ancestral*, antes das batalhas importantes, os generais costumavam oferecer certas poções contendo ervas e outros ingredientes para seus soldados. Essas fórmulas davam mais coragem, energia e disposição para os combatentes. O importante aqui é notar que o uso da bebida modificava o resultado e o desempenho, o que é muito interessante para quem se exercita ou até mesmo compete em alguma modalidade esportiva.

- *Na Grécia Antiga*, o *Deipnosophistai*, livro sobre banquetes daquela época, conta a história de Mílon de Crotona, um lutador grego "que comia 10 kg de carne e pão, e bebia três jarros de vinho" antes de uma competição olímpica. Talvez as medidas estejam um pouco exageradas, mas para quem prestar atenção, a mensagem importante aqui é que o lutador comia proteína, carboidrato e se hidratava muito bem antes de uma prova. E isso resultava numa vantagem competitiva.

Gladiadores romanos também tinham uma dieta especial e recebiam bebidas, infusões e fórmulas especiais, para aperfeiçoar o desempenho durante as lutas.

É claro que, com o passar dos séculos, a ciência da nutrição nos esportes evoluiu muito. Na década de 1960, diversos estudos foram publicados demonstrando a importância de armazenar glicose sob a forma de glicogênio, tanto nos músculos quanto no fígado. Esse estoque de energia é vital para garantir um desempenho esportivo melhor e mais prolongado. Sabe-se que um indivíduo sedentário consegue armazenar cerca de 300 g de glicogênio, enquanto um atleta treinado pode armazenar até 500 g. Fazendo uso desse conhecimento, a manobra nutricional de comer carboidratos antes de uma competição ficou bastante conhecida. É por causa disso que boa parte das corridas bem-organizadas contam na sua programação com um jantar de massas na noite que antecede a competição. Hoje é consenso que um carboidrato de baixo índice glicêmico deve ser consumido antes dos treinos.

Nas Olimpíadas de Los Angeles de 1984, uma imagem muito forte entrou para sempre para a história do esporte. Nesse ano, foi a primeira vez que a maratona feminina fez parte dos Jogos Olímpicos. A temperatura média daquele dia era de 30 °C, e o tempo estava muito úmido. A corredora da Suíça, Gabrielle Anderson, então com 29 anos, sentiu o desafio ao extremo, mas jamais pensou em desistir. Seu grande objetivo já não era o pódio, mas sim completar a prova. Ela estava completamente desorientada e desidratada pelo esforço da corrida e pelo clima. Cambaleando e sofrendo com cãibras muito fortes, principalmente no lado esquerdo do corpo, arrastou-se pelos últimos 100 metros, que levou mais de intermináveis cinco minutos para concluir, até cair desmaiada nos braços dos juízes que a esperavam na linha de chegada. Durante esse percurso, ao lado da pista, os paramédicos ofereciam auxílio, mas ela não aceitava, pois sabia que seria desclassificada se o fizesse. O público, de pé, incentivava e aplaudia a determinação e a maravilhosa atitude de Gabrielle, formando uma corrente positiva que muito contribuiu para que ela permanecesse em movimento. Esses foram, possivelmente, os minutos mais emocionantes da história da maratona olímpica, mas aqui o foco será o fator nutrológico.

Gabrielle entrou em colapso por falta de água e eletrólitos, perdidos em excesso pela transpiração. Nessas condições, a musculatura e o sistema nervoso param de funcionar normalmente, o que explica os sinais e sintomas que ela apresentava. Depois dessa chegada dramática, que quase custou a vida da corredora, a indústria de alimentos esportivos passou a desenvolver e aprimorar os suplementos repositores hidroeletrolíticos e os isotônicos, que visam repor água e eletrólitos para os atletas. Assim, estar com bom conteúdo corporal de água e sais minerais é uma questão vital para antes, durante e depois do treino.

Na última década do século XX, estudos fisiológicos e observações práticas deram origem à Teoria da Janela Metabólica ou Janela de Oportunidade. Resumindo em poucas palavras, acreditava-se que após um treino ou prática esportiva, os capilares dos músculos estariam mais abertos e permeáveis; portanto, essa seria a melhor hora para oferecer carboidratos para repor o glicogênio gasto na atividade, além de proteínas, para proteger, reparar e aumentar a massa muscular. Dizia-se, ainda, que devido às elevadas taxas metabólicas durante essa janela, o corpo não conseguiria sintetizar tecido adiposo, produzindo apenas tecido muscular. Essa fase duraria de 30 a 45 minutos após o final do exercício, bem naquele período em que a sudorese ainda está presente, a frequência cardíaca, aumentada, e a respiração, acelerada. Muitas bebidas esportivas pós-treino ou de recuperação foram desenvolvidas para essa finalidade. Com a popularização dessas crenças, até hoje vemos atletas e praticantes de atividade física correrem para casa depois do treino para tomar seu suplemento antes que a dita janela metabólica ou de oportunidade se feche.

Hoje conhecemos muito mais sobre fisiologia esportiva e entendemos melhor esse conceito. Sabemos que o exercício é uma atividade totalmente catabólica, palavra que significa "degradação" ou "destruição". O que ocorre é um verdadeiro cenário de batalha no qual verificamos a quebra de carboidratos, gorduras e proteínas e no qual as membranas celulares das fibras musculares estão sendo rompidas. Dessa ação resulta a liberação de ácidos, principalmente o lático. Quem já acordou com dores nos músculos após um exercício mais puxado sabe exatamente como é essa sensação. Nesse panorama, a principal função da refeição pós-treino é colocar nutrientes na circulação, com a missão de avisar ao organismo que o treino acabou. Em outras palavras, serve para parar com a destruição de proteínas (proteólise) e refazer o estoque de glicogênio. Estudos mais recentes afirmam que para que haja ganho de massa muscular, mais importante do que a proteína depois do treino é a quantidade e a qualidade dos aminoácidos que consumimos no decorrer das 24 horas do dia[10]. Por tudo isso, entendemos agora que a janela de oportunidades não fica aberta somente logo após o treino, mas sim durante muitas horas. Certamente, quem ingere a quantidade correta de nutrientes ao longo das 24 horas do dia, proveniente de alimentos variados, coloridos ou de suplementos de alta qualidade, quando for o caso, terão resultados melhores nos seus treinos e práticas, bem como uma recuperação muito mais completa e confortável.

O conceito mais moderno sobre nutrição esportiva é que um praticante, seja ele atleta de ponta ou apenas uma pessoa lutando contra o sedentarismo, terá muito mais saúde e sucesso se focar na boa alimentação e na ingestão de líquidos durante as 24 horas do dia. Estar bem-nutrido e hidratado antes, durante e depois do exercício é o que temos de mais seguro, eficiente e moderno, do alto do conhecimento científico do século XXI.

FATO OU *FAKE*?

Por ser algo tão extraordinariamente positivo para a saúde física, emocional e social, existem muitas informações distorcidas sobre o hábito de praticar exercícios, como vimos até aqui.

---

[10] TIPTON, Kevin D. *et al*. Acute response of net muscle protein balance reflects 24-h balance after exercise and amino acid ingestion. *American Journal of Physiology-Endocrinology and Metabolism*, [s. l.], v. 284, n. 1, p. 76-89, jan. 2003. Disponível em: https://journals.physiology.org/doi/full/10.1152/ajpendo.00234.2002. Acesso em: 26 jan. 2023.

Será que treinar seguindo certos "rituais" ajuda a emagrecer ou potencializa os resultados? Será que praticar exercícios de uma forma específica irá ajudar a queimar mais calorias do que de outras?

Vamos aproveitar, agora, para reforçar e destacar algumas verdades e desmascarar de vez alguns mitos, sempre sob a luz dos estudos científicos mais recentes e confiáveis, para esclarecer ainda mais esse assunto tão importante.

1. Exercícios abdominais ajudam a emagrecer?

Não é verdade. A função desses exercícios é tonificar e definir a musculatura da barriga. É um grande erro acreditar que fazer centenas de abdominais diariamente vai "queimar" toda a gordura e acabar com os "pneuzinhos" da região da cintura. A única maneira de reduzir essa quantidade de gordura localizada intra-abdominal é reduzir o percentual de gordura corporal como um todo. Os exercícios específicos e direcionados para trabalhar os músculos abdominais não vão queimar gordura, mas apenas enrijecer a musculatura do abdômen. Eles podem e devem fazer parte de um programa completo de atividade física e nutrição saudável.

2. Alongamentos são necessários antes dos exercícios?

Verdade, pois preparam os músculos, os tendões e as articulações para as contrações de diversas intensidades e movimentos de variadas amplitudes. Após o treino, é importante alongar novamente, para relaxar os tecidos contraídos e, assim, melhorar a circulação e nutrição nesses locais.

3. Suar bastante é sinal de boa atividade física?

Não é verdade. Suar demais significa uma grande perda de água e sais minerais. A desidratação prejudica o desempenho e coloca em risco a saúde. O ideal é ingerir líquidos antes, durante e depois do treino. As roupas devem ser leves e adequadas, para não limitar os movimentos e permitir uma boa troca de calor entre o corpo e o ambiente. O suor é um dos mecanismos que o organismo utiliza para regular a temperatura corporal. Em outras palavras, o suor elimina água, e não gordura.

4. A gordura vira músculo com treinamento físico?

Não é verdade. O exercício, por si só, não destrói os depósitos de gordura, muito menos transforma adiposidade em massa muscular. O aumento da atividade física promove uma maior queima de calorias e, se for o caso, o corpo vai utilizar as reservas de energia sob a forma de gordura localizada para essa finalidade. Já o aumento da massa muscular irá depender da carga do treino e da ingestão de boas proteínas e outros nutrientes, provenientes da dieta ou de suplementos nutricionais.

5. O exercício físico só funciona se sentirmos dor no dia seguinte?

Não é verdade. No início do treinamento, é possível sentir certa dor muscular porque o organismo ainda não está acostumado com esse esforço. Por outro lado, manter sempre o mesmo treino também não é bom. O ideal é administrar o treino (estímulo), seguido de uma boa recuperação e outra vez um novo estímulo, sempre respeitando as limitações da dor e tomando muito cuidado para prevenir lesões. A dor após o treino indica que o processo de recuperação ainda não se completou. Um dos segredos de quem adota o estilo de vida ativo é saber escutar o que o próprio corpo está dizendo.

6. Praticar exercícios todos os dias é bom para a saúde?

Verdade. Os exercícios realizados esporadicamente não levam ao bom condicionamento físico. Especialistas recomendam um mínimo de 30 minutos diários, que podem ser feitos, inclusive, em três blocos de 10 minutos, por exemplo. O importante é trabalhar todos os grupos musculares, respeitando os limites e as particularidades de cada um. Essa é uma das razões para sempre consultar um profissional da saúde habilitado.

7. Comer proteína à vontade melhora a massa muscular?

Não é verdade. Proteínas acima do recomendado podem sobrecarregar o rim e o fígado. Além disso, as proteínas possuem calorias, e aquelas que não forem utilizadas acabam por ser armazenadas sob a forma de gordura.

8. A musculação ajuda na correção postural?

Verdade. A musculação é uma das formas de exercício que pode auxiliar a corrigir a postura. Quando um profissional da área da saúde (médico, fisioterapeuta, professor de educação física ou equipe multiprofissional) identificar algum grau de desvio postural, ele deverá estar apto para planejar um programa de treinamento específico a fim de fortalecer os músculos afetados ou que são responsáveis pela má postura. A análise do especialista deverá identificar os exercícios ou as modalidades mais adequadas para cada tipo de problema.

9. Musculação na terceira idade ajuda na qualidade de vida?

Verdade. Dedicar certo tempo do dia para a atividade física faz bem à saúde em qualquer época da vida. O treino de força específico para a terceira idade é importante para melhorar a qualidade e a quantidade de vida do idoso e para promover a sua autonomia. As atividades básicas do dia a dia, como apanhar um objeto no chão, abrir um vidro de maionese, arrumar a cama ou subir e descer uma escada, somente para citar alguns exemplos, podem se transformar em enormes desafios quando a pessoa perde massa muscular em decorrência do envelhecimento natural. Por isso, é muito importante a prática de exercícios adequados sempre acompanhados de uma boa nutrição. Além disso, a atividade física adequada para a terceira idade leva a uma melhora generalizada na saúde cardiovascular, previne a osteoporose, protege contra a obesidade, a hipertensão arterial e o diabetes, além de melhorar o humor, a memória, entre outros.

Se você já adotou o estilo de vida ativo, certamente essas informações serviram para reforçar a sua convicção de que esse é o caminho da qualidade de vida, e sua motivação deve ter ficado um pouco maior do que já é. O segredo é fazer do exercício um hábito e uma virtude (no sentido contrário ao vício).

Porém, se você ainda precisa de mais uns empurrõezinhos, aqui vão algumas dicas de como fazer desse hábito maravilhoso uma rotina saudável na sua vida:

1. Descubra alguma modalidade que você realmente gosta! É muito difícil abandonar o "conforto" do sedentarismo por uma atividade realmente desgastante. Até que se torne um bom hábito, o exercício precisa trazer prazer, diversão e alegria por si só!

2. Por mais sedentário que você seja, o mais importante é fazer uma avaliação física, tanto do ponto de vista médico laboratorial quanto com um profissional de Educação Física, para elaborar um plano adequado para o seu caso.

3. Sair do sedentarismo e não melhorar a nutrição vai ajudar muito pouco. Procure um profissional da saúde para ajudar a equilibrar sua alimentação que, na verdade, será o seu precioso combustível para colocar seu corpo em movimento. Além disso, a hidratação adequada é vital. Adote o hábito de beber água ou repositores hidroeletrolíticos antes, durante e depois do exercício, especialmente quando as atividades forem realizadas ao ar livre ou em dias quentes.

4. Aprenda a escutar o seu corpo. Dores, fadiga, insônia ou outras lesões são sinais de que algo não está bem com o seu treino. O treinamento deve ser gradual, confortável e eficaz. Não hesite em pedir apoio a um profissional capacitado.

5. Esteja sempre motivado. É infinita a lista das pessoas que iniciam uma rotina de atividade física, mas a abandonam antes de obterem qualquer resultado. Você pode treinar em grupo, em casal ou mesmo sozinho, se isso lhe der prazer e alegria. O segredo é manter a mente e o corpo alinhados no mesmo objetivo. Existe uma série de programas e aplicativos disponíveis nos smartphones, nas redes sociais e em outros dispositivos que podem ser um motivador e um estímulo a mais na hora de vencer aquela preguicinha. Além disso, no final deste livro, preparei uma sequência de dicas e sugestões que podem ajudar você a implementar uma rotina saudável no seu dia a dia.

6. Independentemente de tudo, suas metas devem ser realistas. Elas podem estar ligadas tanto ao seu desempenho esportivo quanto à sua composição corporal. O importante é começar devagar, comemorar as metas alcançadas e, aos poucos, traçar outras um pouco mais elevadas, para se manter sempre motivado.

7. Utilize roupas confortáveis e, principalmente, calçados adequados. Especialmente para corredores e outros esportes que exigem esforços das pernas e dos pés, é imperativo identificar seu tipo de pisada (neutra, pronada ou supinada) e utilizar um tênis adequado para cada caso. Para algumas modalidades, os equipamentos de proteção são decisivos para evitar lesões.

8. Respeite o seu corpo! Por mais motivado que você esteja, aprenda que o repouso é parte importantíssima do exercício. Um programa adequado para o seu momento e boas noites de sono serão ingredientes vitais para levá-lo cada vez mais longe nessa maravilhosa jornada em busca de um estilo de vida saudável e ativo!

CONCLUSÃO

Não podemos falar em promoção da saúde sem incluir o hábito de praticar atividade física regularmente. Exercício é bom para o corpo e bom para a mente. Redução da ansiedade, aumento da disposição física e melhora do humor constam entre os seus principais benefícios. Por isso, fazer exercícios é essencial para alcançar o bem-estar físico, mental e emocional.

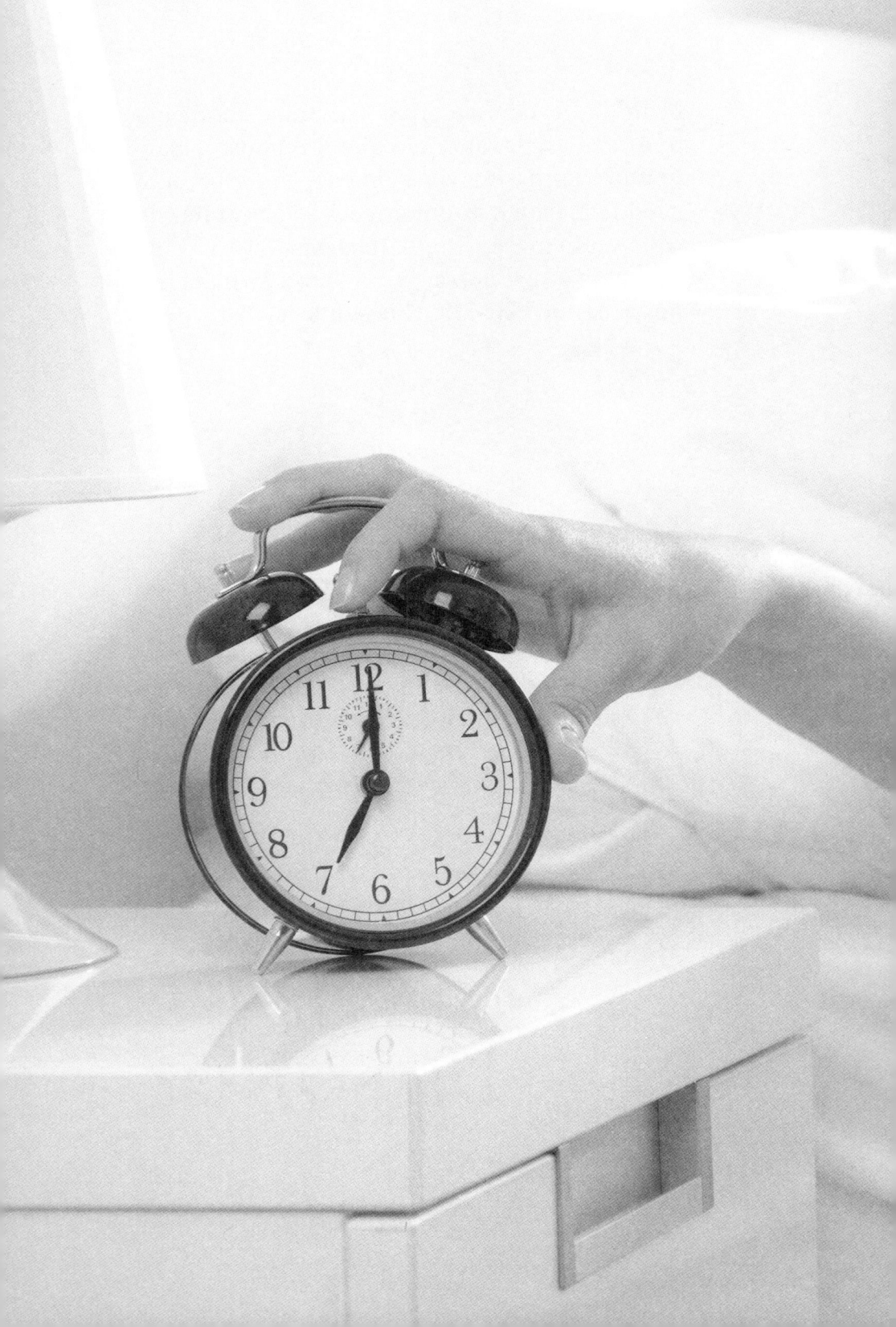

POR QUE É ACONSELHADO CONTROLAR O ESTRESSE E TER UMA BOA NOITE DE SONO?

\>>>>>>>>>>>>>>>>>

Estamos enfrentando uma epidemia global de obesidade. Além dos famosos motivos que todos conhecemos, como o excesso de alimentos e o sedentarismo, também é preciso encontrar outras causas e fatores de risco para explicar de forma satisfatória esse fenômeno. Somente assim conseguiremos encontrar soluções definitivas para esse desafio planetário.

Uma das razões que, verdadeiramente, está contribuindo para o aumento do peso em todas as faixas etárias e classes sociais em todos os lugares do mundo é o estresse. A velocidade com que recebemos informações e estímulos a cada segundo, nossa sociedade cada vez mais competitiva, a violência em todos os lugares e a correria do dia a dia no século XXI simplesmente não mais permitem que boa parte das pessoas consiga relaxar de forma adequada e satisfatória.

O estresse é uma reação natural de defesa, presente em inúmeras espécies de animais com sistema nervoso mais desenvolvido. Ele prepara o indivíduo para lutar ou para fugir (do inglês: *fight or flight*).

Imaginemos um gato em cima de um muro. Subitamente, ele vê um enorme e assustador buldogue correndo na sua direção. O felino eriça os pelos, contrai a musculatura, aumenta sua frequência cardíaca e respiratória, suas pupilas se dilatam; enfim, todo o seu corpo se prepara ou para lutar ou para escapar do possível agressor. Esse é o retrato fiel do que a reação de estresse produz em nosso organismo.

O estresse é uma ferramenta que a natureza nos presenteou para preservar nossa vida, e estamos evoluindo juntamente com esse mecanismo há centenas de milhares de anos. Assim, um pouco de estresse é bom, mas quando este se torna crônico, não alivia nunca, a história é bem diferente. Nesses casos, o estresse deixa de ser um fator de proteção e passa a ser um grave fator de risco para a saúde física e emocional. Quantidades enormes de patologias orgânicas e psicológicas são originadas exatamente por esse processo.

O primeiro entendimento para relacionar esse fenômeno com a obesidade é que o estresse gera ansiedade, e isso faz com que o estressado passe a comer em demasia. Isso é bem verdade quando constatamos que a compulsão alimentar é bastante frequente nas fases de maior estresse e ansiedade.

BÔNUS 1!

Um material exclusivo foi preparado para você. Acesse o QR Code da página 223 e aproveite!

É claro que o estresse por si só não é responsável pelo ganho de peso. A obesidade costuma ser uma doença com muitos fatores, dentre eles os nutricionais, hormonais, clínicos, ambientais, emocionais e genéticos, além do sedentarismo. Exemplo disso é que uma pessoa que tem predisposição genética para a obesidade seguramente vai ganhar peso em situações de estresse, enquanto quem não é geneticamente programado para ser obeso pode, inclusive, atravessar períodos estressantes com redução de peso.

Um corpo estressado tem suas necessidades de energia aumentadas, como um automóvel com motor desregulado e que, por isso, acaba gastando muito mais gasolina. Ora, o combustível nutricional que gera energia de forma mais rápida e eficiente para as células são os carboidratos.

Um sujeito estressado, sob o efeito do cortisol, vai experimentar um aumento de apetite, mas é muito fácil perceber que esse apetite não é o mesmo para todos os tipos de alimentos. Nunca foi visto uma pessoa estressada assaltar a geladeira para atacar um pé de alface ou uma couve-flor. No entanto, o mesmo já não pode ser dito a respeito de pacotes de biscoitos, bolos, doces e chocolates.

Ter uma alimentação equilibrada, com alimentos ricos em proteínas de alto valor biológico, tais como fibras e carboidratos integrais, pode ajudar a aliviar a compulsão alimentar originada pelo estresse. Outra dica preciosa é evitar ter disponível em casa esses alimentos que disparam a compulsão, também conhecidos como alimentos gatilhos, como aqueles que "é impossível comer um só".

A atividade física regular também é um excelente aliado. Além de ajudar a manejar o estresse, um bom exercício físico queima as calorias extras enquanto libera na circulação uma série de substâncias que promovem um sentimento de bem-estar e de saciedade, exatamente o oposto da ação do cortisol. Ioga, pilates, natação, ciclismo, danças, corridas, esportes coletivos e até mesmo uma boa caminhada em contato com a mãe natureza podem fazer uma grande diferença nos níveis de estresse — e nas gordurinhas indesejadas que ele origina.

Nos afazeres simples do dia a dia, também é possível encontrar formas de aliviar a tensão e relaxar. Ouvir uma boa música, fazer boas leituras, divertir-se com os amigos ou com seu amor; assistir a um filme, um show ou uma peça de teatro; ou até mesmo presenciar um maravilhoso pôr do sol. O importante é reservar momentos para desacelerar o ritmo, respirar profundamente e entrar em sintonia com valores importantes e maravilhosos da nossa vida. Como já dizia o mestre Walter Franco, "tudo é uma questão de manter a mente quieta, a espinha ereta e o coração tranquilo[11]".

Mas não podemos falar em relaxar, aliviar o estresse e manter a saúde física e mental em dia sem mencionar a importância de uma boa noite de sono. Dormir bem é essencial para o equilíbrio de todas as funções físicas e psicológicas do nosso corpo.

Tão importante quanto a quantidade do sono é a qualidade dele. Dormir significa passar do estado de vigília para o estado de sono. Nos seres humanos, um sono de boa qualidade deve atravessar cinco estágios fisiológicos, onde a atividade cerebral, medida pelo eletroencefalograma (EEG),

---

[11] Trecho da canção *Coração tranquilo* (1978), de Walter Franco.

vai apresentar significativas e importantes variações. Cada um desses estágios dura cerca de 90 minutos, podendo ser maior ou menor dependendo de características individuais. Sempre que passamos por esses cinco estágios, completamos um ciclo de sono. Durante uma noite, esses ciclos podem se repetir de quatro a cinco vezes.

Quanto mais jovem a pessoa for, mais ciclos de sono ela apresentará a cada noite, sendo que eles vão diminuindo com o passar da idade. Prova disso é que, normalmente, um bebê dorme bem mais do que uma pessoa mais velha.

Vejamos o quadro[12] a seguir:

Idade	Horas de sono
0 a 3 anos	Mais de 10 horas de sono
4 a 6 anos	10 horas de sono em média
7 a 8 anos	9 horas de sono em média
9 a 14 anos	8 horas de sono em média
15 a 16 anos	7 horas de sono em média
17 a 50 anos	6 horas de sono em média
51 anos ou mais	Podem dormir menos de 6 horas. Entretanto, isso pode variar, pois o sono é muito subjetivo. Enquanto algumas pessoas necessitam de 4 horas de sono, outras podem precisar de 9 a 10 horas.

---

[12] How much sleep do I need? *CDC – Centers for Disease Control and Prevention*, set. 2022. Sleep and sleep disorders. Disponível em: https://www.cdc.gov/sleep/about_sleep/how_much_sleep.html. Acesso em: 04 abr. 2023.

Podemos dividir os ciclos do sono em dois diferentes estágios fisiológicos: REM (*Rapid Eye Movement* – com movimentos oculares rápidos) e NREM (*Non-rapid Eye Movement* – sem movimentos oculares rápidos).

O sono NREM ocupa 75% do tempo que passamos adormecidos, e está dividido em quatro estágios. É nessa fase que ocorre a secreção do hormônio do crescimento (GH – *Growth Hormone*) em grandes quantidades, promovendo a síntese proteica, o crescimento e reparação tecidual, inibindo assim a diminuição da massa muscular ou catabolismo. O sono NREM tem, portanto, um papel anabólico (formação de tecidos), sendo essencialmente um período de conservação e recuperação de energia física[13].

O sono REM, por sua vez, caracteriza-se por uma intensa atividade de ondas cerebrais registradas pelo ECG, seguida por um relaxamento e uma paralisia funcional dos músculos esqueléticos. É exatamente nessa fase que sonhamos e que as ondas cerebrais são de forma e intensidade muito semelhantes às de quando estamos acordados.

Mesmo estando com a musculatura paralisada, os globos oculares se movem constantemente, dando origem ao nome dessa fase.

O sono REM representa de 20 a 25% do tempo total de sono e surge em intervalos de 60 a 90 minutos. Ele é essencial para o bem-estar físico e psicológico do indivíduo.

---

[13] BOLANDER, Verolyn Barnes. *Enfermagem fundamental*: abordagem psicofisiológica. Lisboa: Lusodidacta, 1998.

Uma das formas de estudar a importância do sono para a saúde é verificar os terríveis efeitos que a sua privação causa em todos os principais órgãos e sistemas corporais.

Pessoas que ficam muito tempo sem dormir e sem atingir a fase REM do sono apresentam alterações no humor, na concentração, na memória, na frequência cardíaca e na pressão arterial, bem como significativas alterações no metabolismo do colesterol e da glicose, de forma semelhante aos indivíduos estressados que já mencionamos anteriormente.

Como é durante o sono NREM que hormônios importantíssimos para o bom funcionamento do corpo são secretados, indivíduos que não dormem o mínimo suficiente podem experimentar uma diminuição nos níveis sanguíneos de GH que, mesmo na fase adulta da vida, desempenha um importante papel na preservação da massa e do tônus muscular, evita depósitos de gordura, previne a osteoporose, entre outras funções importantes.

Assim como está ligado à qualidade de vida, tanto pela parte física quanto pela emocional, é fácil observar que um sono adequado está diretamente ligado a fatores que podem prevenir a obesidade.

Os mecanismos relacionados com horas de sono e obesidade ainda não estão totalmente esclarecidos, mas os pesquisadores apontam que os distúrbios causados pela diminuição nos horários de sono influenciam o apetite, a saciedade e, consequentemente, a ingestão alimentar, favorecendo o aumento da obesidade.

No entanto, já foi comprovado que a grelina, um hormônio que promove o apetite, apresenta aumento após a restrição de horas dormidas, enquanto a leptina, o hormônio que contribui para aumentar a saciedade, diminui.

Além disso, a diminuição de horas de sono pode afetar o balanço de energia corporal, pois como acabamos de dizer, ela resulta numa redução dos níveis plasmáticos de leptina. Além de aumentar a saciedade, a leptina sabidamente aumenta o gasto energético. Portanto, a diminuição nos níveis desse hormônio após a privação de sono afeta tanto positivamente a ingestão calórica quanto negativamente o gasto metabólico.

Segundo uma pesquisa da Universidade de Washington, que foi divulgada pela Agência Estado, cada hora a menos de sono aumenta em 20% a possibilidade de ocorrer ganho de peso, além do que, para a maioria das pessoas, dormir menos do que sete horas por noite resultou em danos para a saúde física e mental[14].

Em um estudo realizado com 56.507 adultos entre 18 e 85 anos de idade, ficou demonstrado um aumento de 6% na probabilidade de desenvolver obesidade nos indivíduos que tinham duração do sono (autorrelatada) de menos de sete horas por noite[15].

---

14 Dormir mais de nove horas por noite evita ganho de peso. *G1*, 01 maio 2012. Ciência e saúde. Disponível em: https://g1.globo.com/ciencia-e-saude/noticia/2012/05/dormir-mais-de-nove-horas-por-noite-evita-ganho-de-peso-diz-pesquisa.html. Acesso em: 19 jun. 2020.

15 BUXTON, Orfeu M.; MARCELLI, Enrico. Short and long sleep are positively associated with obesity, diabetes, hypertension, and cardiovascular disease among adults in the United States. *Social Science and Medicine*, [s. l.], v. 71, n. 5, p. 1027-36, set. 2010. Disponível em: https://doi.org/10.1016/j.socscimed.2010.05.041. Acesso em: 26 jan. 2023.

Para melhorar a qualidade do sono, é sempre bom destacar algumas recomendações que todos conhecem, mas que quase ninguém segue:

- ✓ Procure educar seu relógio biológico indo dormir e acordando sempre nos mesmos horários.

- ✓ Evite bebidas que contenham cafeína, como café, chás, chimarrão, guaraná, refrigerantes de cola depois das 17 horas.

- ✓ Não fume.

- ✓ Não consuma bebidas alcoólicas pelo menos quatro horas antes de se deitar.

- ✓ A refeição noturna deve ser leve e de fácil digestão.

- ✓ Mantenha o quarto de dormir silencioso, escuro e numa temperatura agradável.

- ✓ A luz azul produzida por telas LED de smartphones, computadores e televisão inibe a produção de melatonina pela glândula pineal.

- ✓ Evite usar aparelhos com telas LED algumas horas antes de se deitar. Certifique-se de que essas fontes de luz estejam todas apagadas.

- Não assista à TV com qualquer tipo de tela no quarto. Evite filmes ou programas que gerem ansiedade antes de ir para a cama.

- A atividade física pode auxiliar a saúde do sono, se for feita regularmente e pelo menos quatro horas antes de deitar.

- Nunca tome medicamentos sem orientação de um médico.

O poeta e compositor Beto Guedes, em sua linda canção chamada "Amor de Índio", diz: "Lembra que o sono é sagrado e alimenta de horizontes o tempo acordado de viver!".

CONCLUSÃO

Controlar o estresse é importante porque pesquisas científicas têm comprovado que pessoas cronicamente estressadas apresentam aumento de peso, mesmo sem aumentar a quantidade de calorias ingeridas. Além disso, indivíduos que dormem menos do que seu organismo necessita também colocam sua saúde física e mental em risco, já que a falta de sono pode provocar aumento da irritabilidade, perda de memória, raciocínio lento, aumento de peso e diminuição da imunidade.

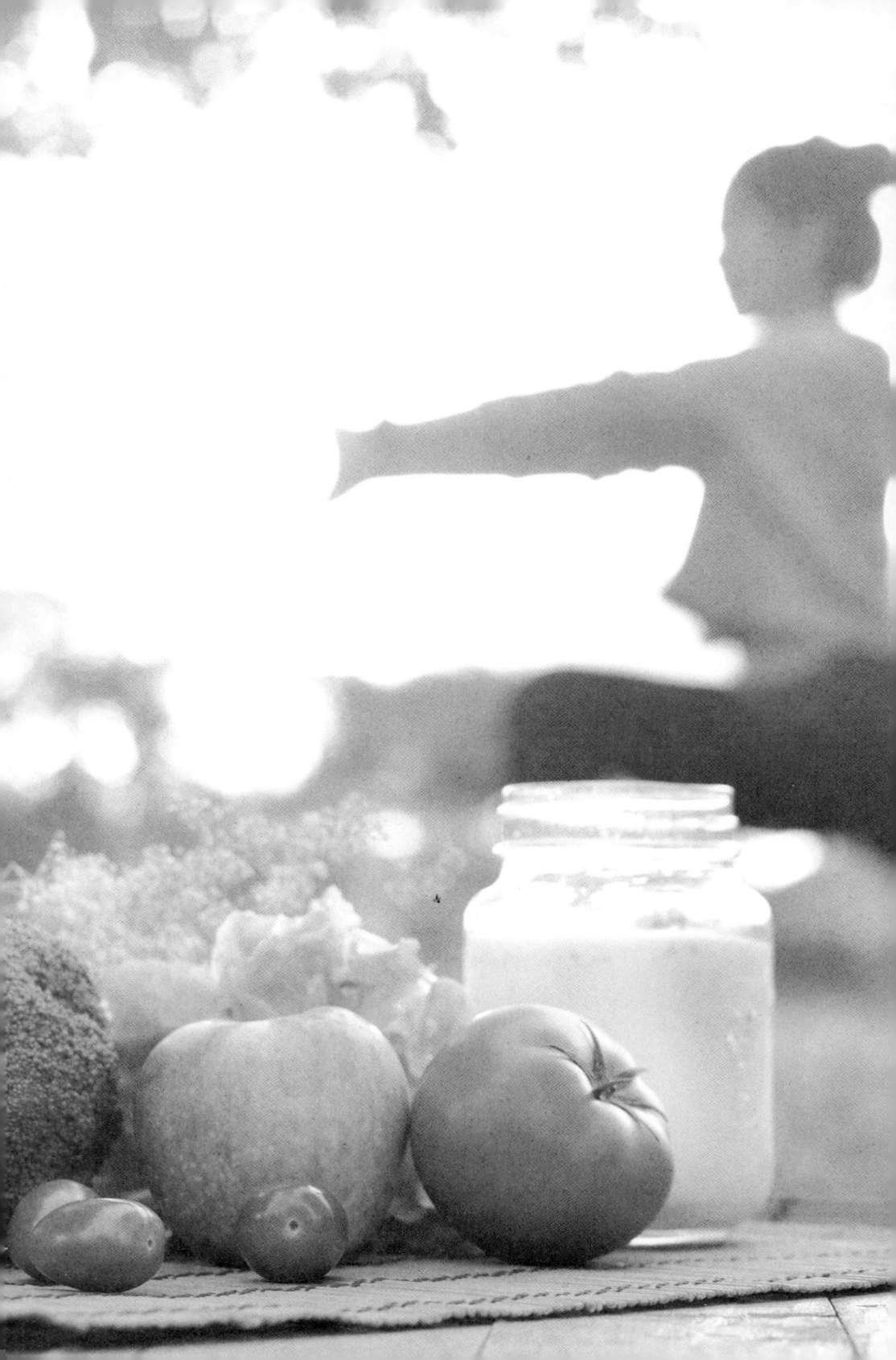

POR QUE É INDISPENSÁVEL INVESTIR NA IMUNIDADE?

>>>>>>>>>>>>>>>>>>>>

A imunidade pode ser definida como o conjunto de mecanismos e respostas de defesa contra substâncias estranhas, micro-organismos, toxinas e células não compatíveis. Em outras palavras, a imunidade é o conjunto de defesas que nosso organismo utiliza contra os agentes agressores, tanto internos quanto externos.

Quando ela está baixa, ficamos muito mais propensos a ter grandes ou pequenas infecções, como gripes, resfriados ou diarreias.

A imunidade pode ser classificada como celular – formada por macrófagos e outras células de defesa – ou humoral – formada pelos anticorpos e imunoglobulinas. A imunidade celular age localmente, enquanto a imunidade humoral atua de forma sistêmica.

Existem vários exames e testes clínicos para avaliar como estão os dois tipos de imunidade. Infelizmente, porém, a maioria das pessoas só desconfia de que algo não está bem com as defesas do organismo quando já é tarde. Os principais indícios de que algo não vai bem no sistema imunológico são:

- ✓ Infecções de repetição: o indivíduo está sempre com alguma virose, gripe ou resfriado.

- ✓ Doenças simples e banais sempre apresentam complicações, por exemplo: um resfriado evolui para pneumonia ou uma ferida na pele se espalha pelo corpo todo.

- ✓ O indivíduo demora mais tempo que o esperado para se curar. Todos os colegas de trabalho e familiares superam uma virose em três dias e ele leva mais de uma semana para começar a reagir de forma positiva.

Nunca se ouviu falar tanto em imunidade como nos dias atuais. E, antes de mais nada, é muito importante desmistificar uma informação que é muito compartilhada, mas não é apoiada na medicina baseada em evidências: não existe nenhum superalimento ou supersuplemento que turbine a imunidade ou que promova uma proteção contra as doenças infecciosas. Simples assim!

Por outro lado, podemos afirmar que o que realmente funciona para se ter uma boa imunidade é adotar um estilo de vida saudável e ativo.

A imunidade que você apresenta neste momento é o somatório dos bons hábitos de alimentação, de descanso, de controle do estresse e de exercícios físicos que você acumulou ou não ao longo da sua vida.

Existem inúmeros ensaios clínicos que relacionam o estado imunológico aos hábitos positivos ou negativos do seu estilo de vida[16]. Dentre esses hábitos, os mais importantes são o sono adequado, o controle do estresse, a prática de atividade física, não fumar, não exagerar nas bebidas alcoólicas e, finalmente, a boa nutrição e os bons hábitos alimentares.

Assim, a relação entre Nutrição e Imunologia tem recebido importantes contribuições de pesquisas científicas. Hoje sabemos que é necessário ter um estado nutricional adequado para que se obtenha uma boa imunidade. A boa nutrição como ferramenta para otimizar o sistema imunitário é importante tanto em estados de doença, para a obtenção da cura, como também para promover a saúde através da prevenção de patologias.

IMUNIDADE E PROTEÍNAS

Para exemplificar a importância das proteínas na imunidade, basta mencionar que os anticorpos e as imunoglobulinas são proteínas. Assim, fica evidente que se não ingirirmos proteínas na quantidade e na qualidade adequadas, não vamos produzir bons soldados de defesa para o organismo.

---

16 RIPPE, James M. Lifestyle Medicine: The Health Promoting Power of Daily Habits and Practices. *American Journal of Lifestyle Medicine*, [s. l.], v. 12, n. 6, p. 499-512, nov./dez. 2018. Disponível em: https://doi.org/10.1177/1559827618785554. Acesso em: 19 jun. 2020.

A recomendação aqui é incluir uma fonte de proteína (animal ou vegetal) em todas as refeições. Falo do café da manhã, do almoço e do jantar, bem como dos lanches no meio da manhã, no meio da tarde e antes de se deitar para dormir. São ótimos exemplos de proteína:

- ✓ carnes e peixes
- ✓ leite e ovos
- ✓ arroz, feijão, quinoa, ervilhas
- ✓ shakes proteicos, sopas proteicas
- ✓ barras ou suplementos com proteína em pó

IMUNIDADE E VITAMINAS & MINERAIS

As principais vitaminas com atuação na imunidade são as do complexo A, B, C, D e E. A vitamina C, presente nas frutas cítricas e em alguns vegetais, sempre teve atuação benéfica na proteção contra infecções bem-estabelecidas. Hoje, a maior evidência é para o papel da vitamina D. Já os minerais mais relacionados com o estado imune são o cobre, o ferro, o zinco e o selênio.

A Organização Mundial da Saúde (OMS) preconiza de cinco a sete porções de frutas e verduras todos os dias, para garantir que as quantidades mínimas desses micronutrientes sejam ingeridas. No caso da vitamina D, somente 10% da sua quantidade existente no organismo são obtidos pela alimentação; os outros 90% devem ser adquiridos pela exposição ao sol.

Como nem sempre é possível ingerir essa quantidade de frutas e verduras, e tampouco é possível tomar sol de forma rotineira, um suplemento de vitaminas e minerais pode ser cogitado para otimizar a imunidade.

IMUNIDADE E POLIFENÓIS

Os polifenóis são micronutrientes que atuam como antioxidantes e podem proteger contra algumas infecções. Os mais conhecidos são o resveratrol (presente na uva e no vinho), a quercetina (presente na romã) e a curcumina (presente na cúrcuma, também conhecida como açafrão da terra). Própolis e chá verde também são fontes de polifenóis muito ativas na imunidade.

Pessoas que bebem chá verde regularmente são menos propensas a infeções virais e bacterianas, pois ele impede que as bactérias e os vírus se unam às paredes celulares, podendo apoiar a imunidade[17].

IMUNIDADE E ÔMEGA-3

O ômega-3 é considerado um nutriente imunomodulador, ou seja, que fortalece o sistema de defesas do organismo. Ele auxilia na regulação de algumas células

---

17 WANG, Kai *et al*. Natural Products as Targeted Modulators of the Immune System 2022. *Journal of Immunology Research*, [s. l.], 01 ago. 2022. Disponível em: https://www.hindawi.com/journals/jir/si/367948/. Acesso em: 29 out. 2022.

do sistema imunitário e tem a ação de diminuir citocinas (proteínas promotoras de inflamações que reduzem a imunidade).

Para obtermos a quantidade adequada de ômega-3, devemos ingerir abacate, azeite, nozes, amêndoas, sementes de linhaça e peixes de águas frias e profundas, como o salmão e o arengue. Caso isso não seja sempre possível, considere utilizar um suplemento de ômega-3 diariamente.

IMUNIDADE E INTESTINO

O intestino abriga 80% das células com potencial imunitário do nosso corpo. Sem medo de errar, podemos afirmar que a imunidade começa no intestino. Cuidar da saúde intestinal é um passo fundamental para promover uma boa imunidade.

Um exemplo do papel do intestino nas defesas orgânicas é o fato de termos dez vezes mais bactérias, fungos e vírus no intestino do que células em nosso corpo. Estamos falando de cerca de cem trilhões de organismos vivos dentro do nosso tubo digestivo. E como isso tudo não nos devora ou adoece? Porque é exatamente na mucosa intestinal que a imunidade exerce o seu papel de forma mais evidente.

Esse universo vivo dentro do intestino é chamado de microbioma. Quando existe um equilíbrio entre os micro-organismos benéficos e os causadores de doenças, dizemos que existe uma eubiose. O desequilíbrio entre eles é chamado de disbiose. Quando ela ocorre, a imunidade local e de todo o corpo fica ameaçada.

A saúde do intestino é tão vital, que vale a pena destacar a tríade do bom funcionamento do intestino:

1. Ingerir água e chás na quantidade correta.

2. Ingerir de 25 a 30 g de fibras por dia.

3. Fazer exercícios físicos regularmente.

RECAPITULANDO

Para que tudo o que foi falado aqui do meu coração fique gravado em seu coração, destacamos, resumidamente, os seguintes conselhos:

- ✓ Durma de seis a oito horas por dia. Tenha um sono de qualidade.
- ✓ Controle o estresse com meditação, oração, ioga e lazer.
- ✓ Pratique exercícios de força e resistência.
- ✓ Inclua proteína de qualidade em todas as suas refeições.
- ✓ Coma de cinco a sete porções de frutas e vegetais todos os dias e tome um copo de sumo de limão diariamente. Suplemente vitaminas e minerais.
- ✓ Coma peixe, abacate, nozes, azeite e suplemente ômega-3.

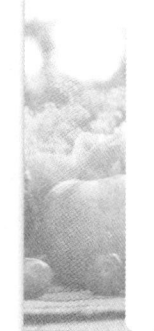

- ✓ Tome chá verde, inclua uvas e romãs quando possível em sua dieta e suplemente própolis.

- ✓ Cuide do seu intestino. Beba água e chás, e consuma de 25 a 30 g de fibra e alimentos probióticos por dia.

Por fim, mas não menos importante, eis a minha dica final sobre uma imunidade poderosa:

Tenha um propósito.

Tenha fé.

Faça o bem e seja grato.

Pessoas felizes possuem uma imunidade poderosa!

CONCLUSÃO

A imunidade está relacionada com a promoção da saúde e a proteção contra as mais variadas enfermidades. Adotar um estilo de vida saudável e ativo é a melhor forma de garantir uma imunidade eficiente para você e toda a sua família.

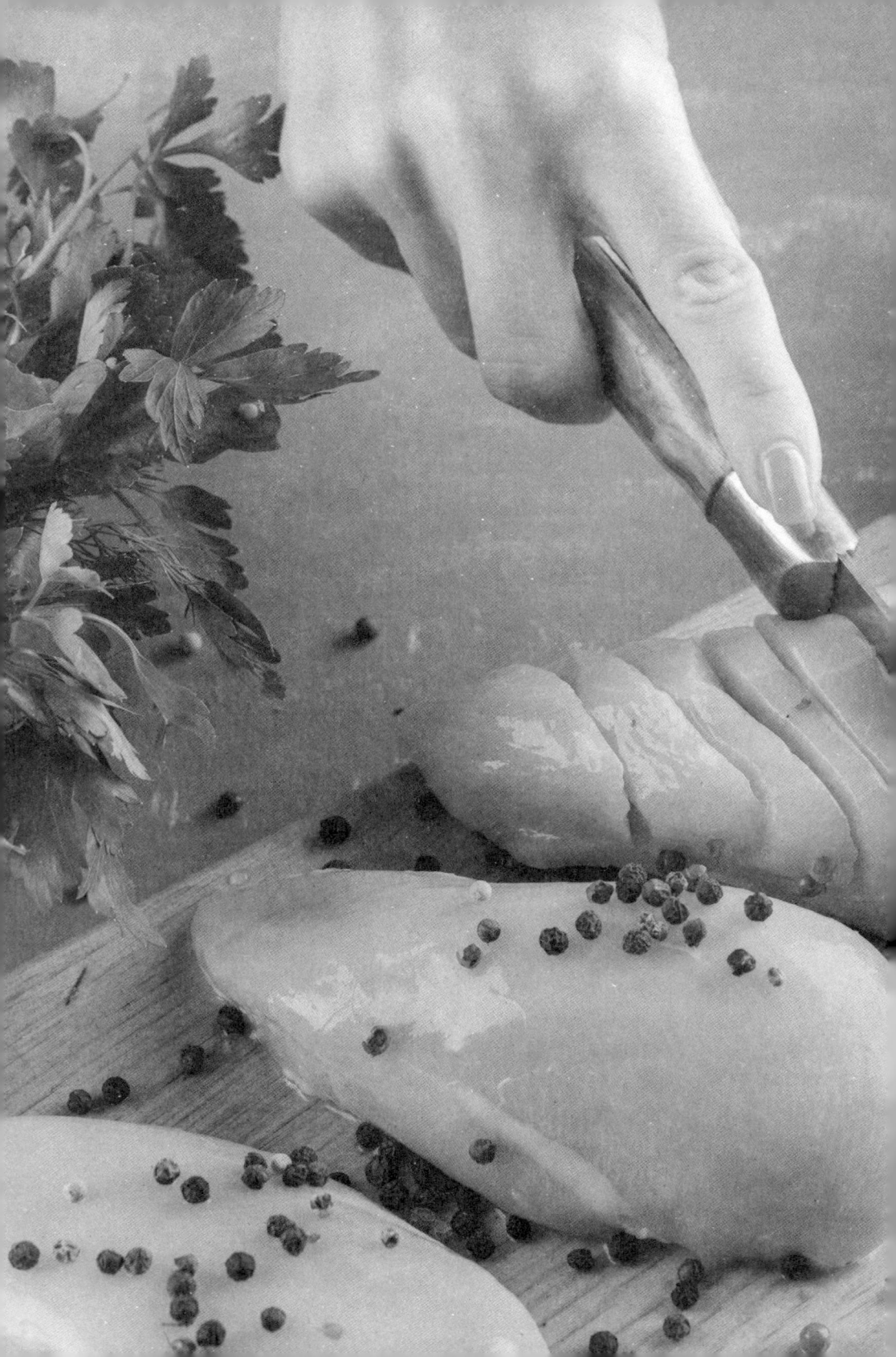

POR QUE É PRIMORDIAL INGEGIR PROTEÍNAS?

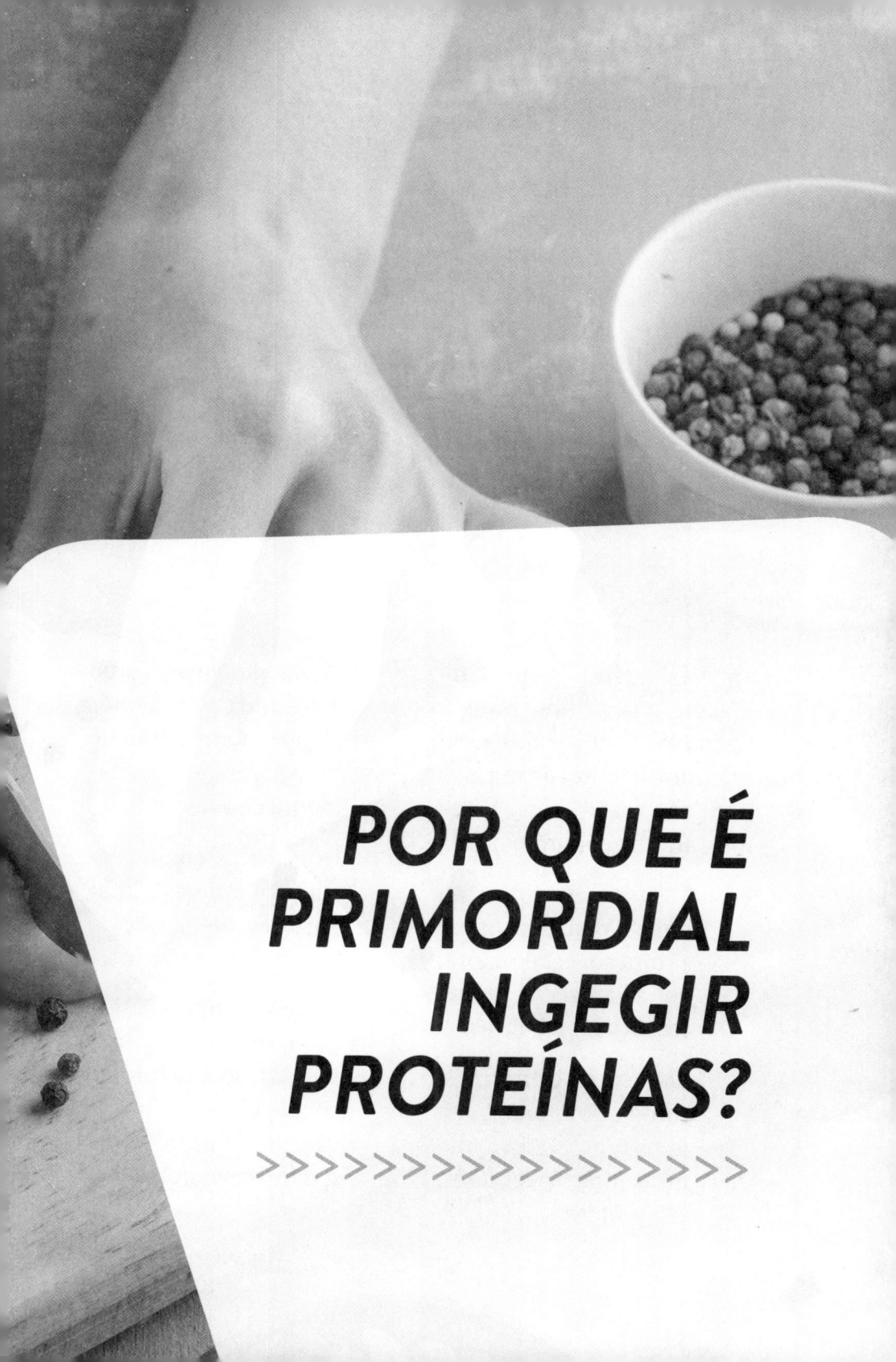

>>>>>>>>>>>>>>>>>>>>

A verdadeira importância das proteínas está ligada às funções que esse macronutriente desempenha no organismo. Vejamos alguns exemplos:

- Todas as enzimas são proteínas que assumem a função catalisadora, ou seja, aceleram as reações metabólicas.

- Elementos estruturais, como o colágeno, e sistemas contráteis, como músculos e tendões, são proteicos.

- Várias proteínas, como a ferritina e a hemoglobina, têm função de transporte e armazenamento de substâncias.

- Hormônios, como a insulina e a tireoglobulina, são proteínas.

- As imunoglobulinas são proteínas que participam ativamente das defesas do organismo, sendo vitais na proteção contra as infecções e outros agentes agressores.

Além disso, também é importante falar sobre a função nutricional das proteínas, que, de acordo com esse critério, podem ser didaticamente divididas em dois grupos:

> ✓ **Proteínas dinâmicas:** exercem a função de transporte e defesa; também atuam como catalisadoras e controladoras de reações metabólicas.
>
> ✓ **Proteínas estruturais:** participam da sustentação das células e dos tecidos. Os exemplos mais conhecidos são o colágeno e a elastina.

Do ponto de vista da biologia, as proteínas são compostos orgânicos de alto peso molecular, formadas pelo encadeamento de aminoácidos. Uma molécula de proteína pode conter desde algumas dezenas até mais de mil aminoácidos, unidos entre si por ligações químicas chamadas de peptídicas. Para termos uma imagem mais clara, imaginemos um trem chamado proteína, em que cada vagão é um aminoácido e eles estão ligados por pontes peptídicas.

Na natureza, conhecemos 21 aminoácidos, sendo que, destes, nove não podem ser fabricados pelo organismo, e como são vitais, precisam ser obtidos por meio da alimentação. Esses nove aminoácidos, chamados de essenciais, contribuem para o aumento da resistência física e são utilizados pelos músculos para fornecimento de energia em exercícios de longa duração, como veremos mais adiante. São eles: leucina, isoleucina, valina, triptofano, metionina, fenilalanina, treonina, lisina e histidina, que é um aminoácido essencial na infância. Dentre os aminoácidos não essenciais, temos a alanina, a arginina, o ácido aspártico, a aspargina, o ácido glutâmico, a cistina, a cisteína, a glicina, a glutamina, a hidroxiprolina, a prolina, a serina e a tirosina.

As proteínas animais, obtidas pela ingestão de carnes, produtos lácteos e ovos, são conhecidas como proteínas completas, pois fornecem todos os aminoácidos essenciais. As proteínas vegetais, com exceção da proteína da soja, são incompletas e, portanto, é necessário combiná-las — arroz com feijão, por exemplo — para que possam fornecer todos os aminoácidos de que o corpo necessita.

Além de conter todos os aminoácidos essenciais, uma proteína será nutricionalmente completa e de alta qualidade, se possuir boa digestibilidade. Para que possam ser utilizadas como fonte de energia, as proteínas precisam ser digeridas até o nível de aminoácidos, e estes vão ser oxidados nos mecanismos respiratórios celulares. Um grama de proteína irá fornecer cerca de 4 kcal. Todos os aminoácidos nutricionalmente essenciais devem estar disponíveis nos locais de síntese de proteína antes que qualquer um deles possa atuar. Isso significa que cada refeição deve conter todos esses aminoácidos essenciais em quantidades suficientes para que os mecanismos celulares possam efetuar uma síntese proteica adequada.

A tabela[18] a seguir mostra alguns alimentos, seu conteúdo de proteína e de calorias:

---

18 Tabela Brasileira de Composição de Alimentos (TBCA). Universidade de São Paulo (USP). Food Research Center (FoRC). Versão 7.2. São Paulo, 2023. Disponível em: http://www.fcf.usp.br/tbca. Acesso em: 04 abr. 2023.

Alimento	Unidade	Calorias	Proteína (g)
Clara de ovo	7 claras	115	25
Queijo *cottage*	1 xícara	140	28
Pó de proteína de soja	30 g	140	15 (varia)
Pó de proteína de soja (natural)	30 g	110	20 a 25
Grãos de soja	½ xícara	140	25 (varia)
Peito de peru	90 g	135	25
Peito de frango	90 g	140	25
Carne vermelha magra	90 g	145 a 160	25
Peixes	120 g	130 a 170	25 a 31
Camarões	120 g	120	22 a 24
Atum	120 g	145	27

BÔNUS 2!

Um material exclusivo foi preparado para você. Acesse o QR Code da página 223 e aproveite!

Para casos isolados, podem ser recomendados 2 g de proteína para cada quilograma de massa magra corporal (atenção: não é o peso corporal), mas somente um profissional da saúde está habilitado a fazer essa recomendação individualizada e baseada na avaliação da composição corpórea.

De modo geral, quando as funções renais e hepáticas estiverem normais e quando não houver outros agravantes para a saúde, costuma-se recomendar uma ingestão diária de cerca de 75 g de proteína para as mulheres e cerca de 100 g de proteína por dia para os homens. Esses níveis estão bem-respaldados cientificamente e são considerados seguros pelos critérios recomendados pelo IOM[19].

Por falar em segurança, muitas pessoas leigas e pesquisadores científicos questionam se aumentar a quantidade de proteína na dieta não seria um fator de risco para a saúde dos rins.

Em um estudo clínico no qual as proteínas faziam parte de 25% do total das calorias ingeridas, não foi possível notar nenhuma alteração nas taxas de filtração globular (função renal) e tampouco nos níveis de excreção urinária de creatinina ou albumina, provando, assim, um excelente grau de segurança[20]. Outra pesquisa utilizou 27% do valor calórico total à custa de proteína vegetal e também não encontrou alteração na função renal e nem nas taxas de excreção urinária de creatinina[21]. Esses dados confirmam que, para pessoas saudáveis, uma quantidade

---

[19] TRUMBO, Paula *et al.* Dietary reference intakes for energy, carbohydrate, fiber, fat, fatty acids, cholesterol, protein and amino acids. *Journal of the Academy of Nutrition and Dietetics*, [s. l.], v. 102, n. 11, p. 1621-30, nov. 2002. Disponível em: https://doi.org/10.1016/S0002-8223(02)90346-9. Acesso em: 29 set. 2022.

[20] SKOV, A. R. *et al.* Randomized trial on protein vs carbohydrate in *ad libitum* fat reduced diet for the treatment of obesity. *Internation Journal of Obesity*, [s. l.], n. 23, p. 528–536, maio 1999. Disponível em: https://doi.org/10.1038/sj.ijo.0800867. Acesso em: 26 jan. 2023.

[21] JENKINS, David J. A. *et al.* High-protein diets in hyperlipidemia: effect of wheat gluten on serum lipids, uric acid, and renal function. *The American Journal of Clinical Nutrition*, [s. l.], v. 74, n. 1, p. 57-63, jul. 2001. Disponível em: https://doi.org/10.1093/ajcn/74.1.57. Acesso em: 26 jan. 2023.

diária de proteína com boa margem de segurança é cerca de 75 g para mulheres e 100 g para homens.

No entanto, nunca é demais ressaltar que, mesmo esse limite sendo bastante seguro e eficaz para quem quer controlar o peso com relação à proteína, a política do "quanto mais, melhor" não se aplica aqui! Tenha sempre em mente que 100% da recomendação é bom, mas 200% não é melhor (nem mais seguro). Além disso, vimos anteriormente que a proteína que o organismo não consegue utilizar imediatamente é estocada sob a forma de gordura, e isso não é nada desejável para quem quer controlar o peso e/ou aumentar a massa magra.

Existem robustas evidências na literatura apontando que dietas com bom aporte de proteína ajudam a controlar o peso e os níveis de gordura no sangue. Uma das muitas razões para justificar esse fato é que existe uma hierarquia na produção de saciedade entre os macronutrientes. Em ensaios de 24 horas muito bem-conduzidos, foi observado que o que produz menos saciedade são as gorduras, sendo os carboidratos intermediários e as proteínas os macronutrientes que mais promovem a saciedade[22].

BÔNUS 3!

Um material exclusivo foi preparado para você. Acesse o QR Code da página 223 e aproveite!

---

22 WESTERTERP-PLANTENGA, Margriet S. *et al.* Satiety related to 24 h diet-induced thermogenesis during high protein/carbohydrate vs high fat diets measured in a respiration chamber. *European Journal of Clinical Nutrition*, [s. l.], v. 53, n. 6, p. 495-502, jun. 1999. Disponível em: https://doi.org/10.1038/sj.ejcn.1600782. Acesso em: 26 jan. 2023.

Embora as proteínas animais sejam nutricionalmente completas, como vimos anteriormente, elas costumam vir mal-acompanhadas pela gordura animal. É sabido que a gordura animal, também conhecida como gordura saturada, quando ingerida em quantidades maiores que 10% do total energético da dieta, torna-se fator de risco para problemas intestinais e inflamatórios, aumenta o colesterol total e o LDL, e pode, inclusive, estar na origem de alguns tipos de câncer, como o do cólon, por exemplo. Hoje é muito discutível se as gorduras animais são fatores de risco para doenças cardiovasculares, porém o bom senso recomenda o consumo com moderação.

Uma boa alternativa é a proteína isolada da soja, uma proteína de alta qualidade derivada da soja, onde toda a gordura e todos os carboidratos são removidos, resultando em um pó de proteína que pode ser incorporado em uma variedade de alimentos. Por ser uma proteína vegetal, ela obviamente não possui gordura animal, além de ser considerada completa, uma vez que é fonte de todos os aminoácidos essenciais e tem uma PDCAAS[23] igual a 1,00.

De acordo com uma metanálise que levou em conta 38 estudos publicados, o consumo de proteína de soja como opção para a proteína animal pode reduzir as concentrações séricas de colesterol total, lipoproteínas de baixa densidade (LDLs) e triglicerídeos[24].

---

23 *Protein Digestibility-Corrected Amino Acid Score*: Escore de aminoácidos corrigido pela digestibilidade da proteína.

24 TREYZON, Leo *et al*. A controlled trial of protein enrichment of meal replacements for weight reduction with retention of lean body mass. *Nutritional Journal*, [s. l.], v. 7, n. 23, ago. 2008. Disponível em: https://doi.org/10.1186/1475-2891-7-23. Acesso em: 29 set. 2022.

Em 1999, a *Food and Drug Administration* (FDA) aprovou a alegação de saúde para a relação entre o consumo de produtos derivados de soja e a redução do risco de doença cardíaca coronária, com base no resultado dos ensaios clínicos humanos.

A proteína de soja é fonte de isoflavonas, também conhecidas com o nome de fitoestrógenos, com estrutura química semelhante ao hormônio feminino, o estrogênio, mas com ações e funcionamentos totalmente diferentes. Esse fato gerou muita confusão e inverdade, mas o fato é que não existe nenhuma evidência científica de que a utilização da proteína isolada da soja tenha efeitos negativos nos níveis de hormônios. Estudos realizados com homens jovens saudáveis mostram que a proteína de soja não aumenta as concentrações de estrogênio no sangue[25].

Quanto ao nível de testosterona, várias pesquisas realizadas com atletas profissionais do sexo masculino, com alta ingestão de alimentos contendo soja, não demonstraram qualquer alteração nos níveis de hormônio masculino e tampouco nas taxas de fertilidade[26]. Por outro lado, alguns estudos relacionam a utilização de proteína isolada de soja à redução dos riscos de câncer de próstata em até 26%[27].

---

25 HAUN, Cody T. *et al*. Soy protein supplementation is not androgenic or estrogenic in college-aged men when combined with resistance exercise training. *Scientific Reports*, [s. l.], v. 8, n. 11151, jul. 2018. Disponível em: https://doi.org/10.1038/s41598-018-29591-4. Acesso em: 26 jan. 2023.

26 KALMAN, Douglas *et al*. Effect of protein source and resistance training on body composition and sex hormones. *Journal of the International Society of Sports Nutrition*, [s. l.], v. 4, n. 4, jul. 2007. Disponível em: https://doi.org/10.1186/1550-2783-4-4. Acesso em: 26 jan. 2023.

27 ANDERSON, James W.; JOHNSTONE, Bryan M.; COOK-NEWELL, Margaret E. Meta-analysis of the effects of soy protein intake on serum lipids. *The New England Journal of Medicine*, [s. l.], v. 333, n. 5, p. 276-82, ago. 1995. Disponível em: https://www.nejm.org/doi/full/10.1056/NEJM199508033330502. Acesso em: 26 jan. 2023.

Certas formas da soja, como proteína texturizada ou farinhas, contêm proteína e carboidratos em sua composição, o que pode dificultar os processos digestivos. Já a proteína isolada de soja possui um valor de digestibilidade compreendido entre 95% e 98%, sendo maior até mesmo do que muitas proteínas de origem animal comumente consumidas na nossa dieta[28].

Outra alternativa nutritiva para a proteína de alto valor biológico e sem gordura animal é a proteína do soro do leite, também conhecida pelo seu nome em inglês: *whey protein*. Ela é obtida durante a fabricação do queijo, e depois sofre um processo de purificação e concentração. Trata-se de uma proteína de alto valor biológico, pois apresenta todos os aminoácidos essenciais.

O valor nutricional biológico da proteína do soro do leite é 100. Para ilustrar, vejamos que o valor biológico do frango está em 79; do peixe, 83; da carne vermelha, 80; dos ovos, 88; e o da clara, também 100. Laticínios como leite e queijo chegam a 80 de valor biológico.

Outra característica importante do *whey protein* é a alta concentração de glutamina e BCAA[29], e com uma vantagem muito importante para a saúde: é uma fonte riquíssima de proteína e sem adição de colesterol ou gordura animal.

---

28 JACOBSEN, Bjarne K.; KNUTSEN, Synnøve F.; FRASER, Gary E. Does high soy milk intake reduce prostate cancer incidence? The Adventist Health Study (United States). *Cancer Causes Control*, [s. l.], v. 9, n. 5, p. 553-57, dez. 1998. Disponível em: https://doi.org/10.1023/A:1008819500080. Acesso em: 26 jan. 2023.

29 *Branched-Chain Amino Acids*: cadeia ramificada de aminoácidos.

Quando o *whey protein* é obtido no soro do leite, o teor de água ainda é muito alto, e a quantidade de proteína, muito pequena. Por isso, ele ainda vai passar por processos de ultra e microfiltração, para aumentar a concentração de proteínas. Isso vai resultar em três tipos de *whey*:

- *Whey protein* concentrado
- *Whey protein* isolado
- *Whey protein* hidrolisado

Inicialmente, o *whey protein* foi pensado para atletas preocupados em recuperar sua massa muscular após os treinos — nesses casos, ele costuma ser utilizado como parte de um shake proteico quando utilizado juntamente com um carboidrato complexo, como a maltodextrina, por exemplo. Também é possível adicionar uma ou duas colheres de um pó de proteína de alto valor biológico (10 a 20 g) em cada shake e prepará-lo conforme a recomendação do fabricante —, ou mesmo para atletas que visam aumentar sua massa muscular. Como esta é muito mais ativa do ponto de vista de energia (1 kg de massa muscular pode gastar de 80 a 240 calorias, enquanto 1 kg de massa de gordura gasta de 5 a 10 calorias), pessoas preocupadas em controlar o peso estão cada vez mais interessadas nesse tipo de alimento.

Por ser rapidamente absorvido e assimilado pelo organismo, o principal benefício que faz do *whey protein* a melhor proteína para a massa muscular é preservar e hipertrofiar a massa magra, também recuperando mais rapidamente o desgaste muscular após a atividade física.

Estudos apontam que o *whey protein* também possui ação antioxidante, aumentando as defesas imunológicas dos atletas e protegendo contra os sintomas de *overtraining* (treino em excesso)[30].

Atualmente, esse produto também é utilizado — principalmente como parte de um café da manhã saudável — por um público voltado para o estilo de vida saudável e que procura boas fontes de proteínas de alto valor biológico e que não sejam acompanhadas de gordura animal. Muitos alimentos destinados para atletas já contêm *whey protein* em sua formulação, necessitando apenas ser preparado conforme as recomendações do rótulo.

Como toda proteína, o *whey protein* é sacietógeno, ou seja, fornece mais saciedade. Logo, quando consumido como parte de um café da manhã nutritivo, ele fará com que a pessoa consuma menos calorias de uma forma geral, ao longo do dia. Assim, por aumentar a massa magra e por ter um excelente efeito na saciedade e redução do apetite, o *whey protein* é muito utilizado por pessoas que desejam emagrecer, preservando sua massa muscular.

Mas, como tudo na vida, o efeito correto irá depender da quantidade correta. Quem utilizar *whey protein* numa dosagem maior que a recomendada corre o risco de engordar e ganhar barriga, pois 1 g de proteína fornece cerca de 4 calorias. Além do mais, há também o risco de sobrecarregar os rins e o fígado.

---

30 GLEESON, Michael; NIEMAN, David C.; PEDERSEN, Bente K. Exercise, nutrition and immune function. *Journal of Sports Sciences*, [s. l.], v. 22, n. 1, p. 115-125, 2004. Disponível em: https://doi.org/10.1080/0264041031000140590. Acesso em: 05 abr. 2023.

> **BÔNUS 4!**
>
> Um material exclusivo foi preparado para você. Acesse o QR Code da página 223 e aproveite!

Resultados significativos de aumento e definição da musculatura irão aparecer mais rapidamente, ou menos, dependendo do tipo de treino realizado e da quantidade correta de suplemento utilizado. Vale mencionar que, além disso, algumas características do usuário também influenciam nesse processo, tais como idade, sexo e genética.

CONCLUSÃO

As proteínas são macronutrientes construtores, presentes em todas as células e tecidos do corpo humano. A maioria das pessoas relacionam as proteínas com a construção da massa muscular, e elas estão certas. Mas as proteínas vão muito além do músculo. Elas fornecem energia, promovem saciedade, são essenciais na produção de hormônios, na imunidade e no transporte de oxigênio para todo o organismo.

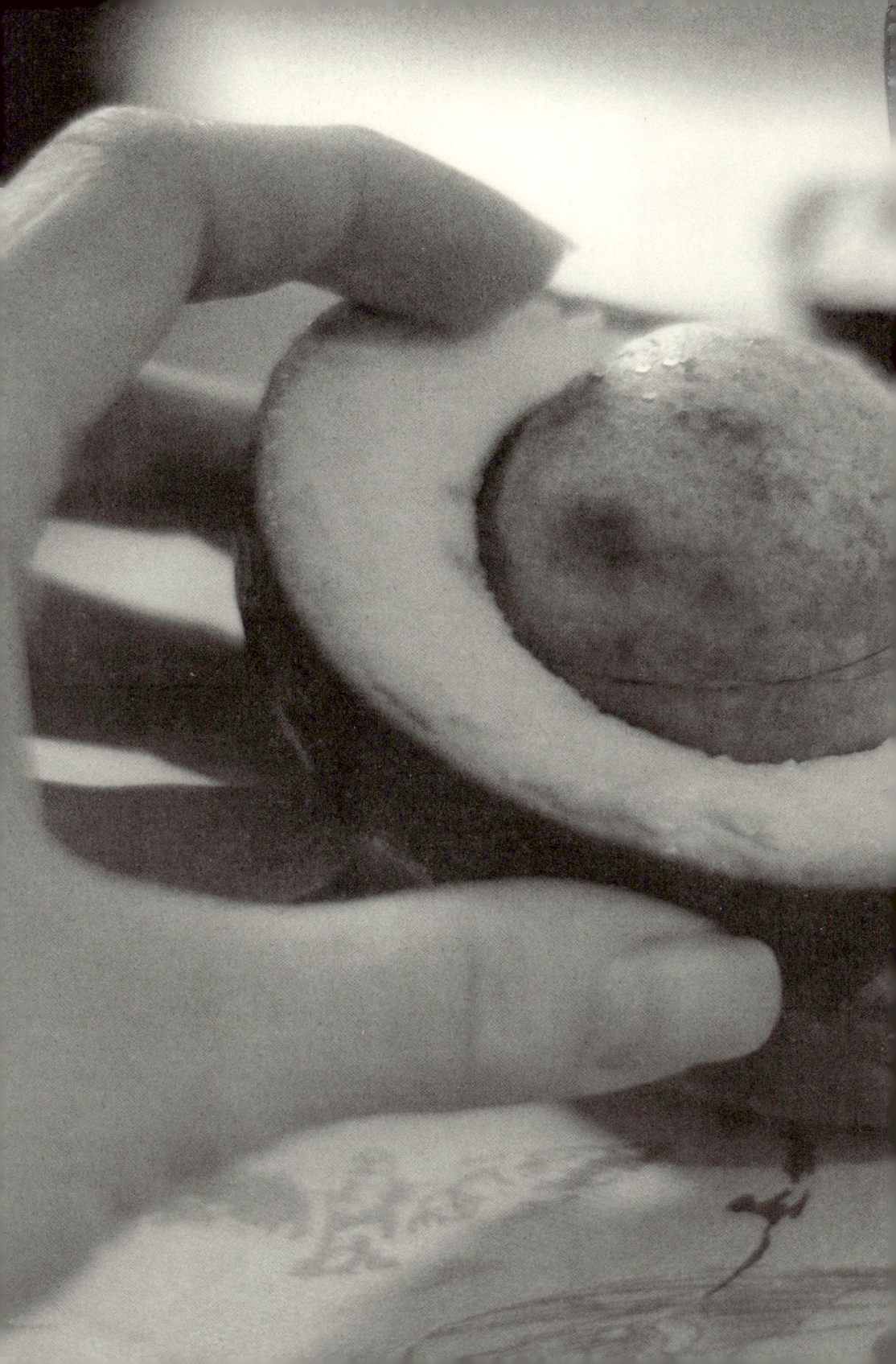

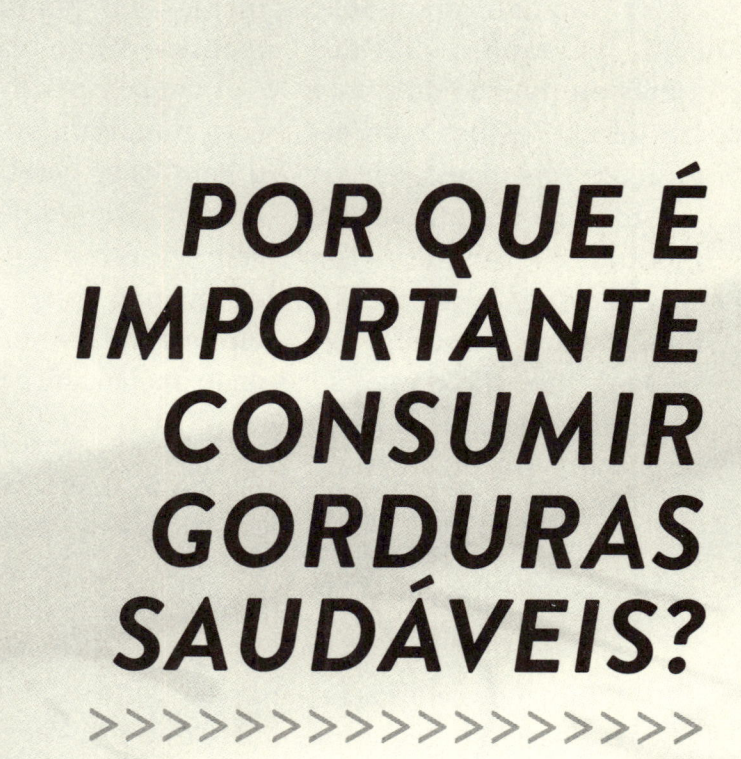

POR QUE É IMPORTANTE CONSUMIR GORDURAS SAUDÁVEIS?

>>>>>>>>>>>>>>>>>>>>

As gorduras são frequentemente injustiçadas quando apontadas como as grandes vilãs das dietas ou mesmo da saúde em geral. Pessoas com alterações nos níveis séricos — isto é, na quantidade de gordura no sangue — de colesterol e/ou triglicerídeos, com sobrepeso e excesso de medidas na região da cintura, muitas vezes procuram um profissional da saúde desejando cortar totalmente as gorduras da sua alimentação: nada mais errado!

Do total de calorias ingeridas diariamente numa dieta equilibrada, cerca de 30% devem ser provenientes das gorduras! Isso porque, como já vimos, elas desempenham funções importantíssimas para o bem-estar geral do organismo, mas também oferecem sérios riscos para a saúde quando estão presentes em quantidades e/ou qualidade inadequadas na dieta.

É importante lembrar que o tecido adiposo é um grande reservatório de energia, podendo ser comparado a uma bateria ou uma pilha. A energia proveniente da alimentação, que não será utilizada no mesmo instante em que comemos, será estocada sob a forma de gordura corporal para ser usada mais tarde. Esses depósitos serão mobilizados sempre que as reservas de glicose na circulação, no fígado e nos músculos estiverem esgotadas.

As gorduras, nas suas mais variadas formas químicas e físicas, servem como base para a fabricação de importantes substâncias no organismo, como os hormônios sexuais femininos e masculinos. O estrógeno, a progesterona e a testosterona vão necessitar de derivados dos lipídios para serem adequadamente sintetizados.

Quando uma mulher na idade fértil possui menos de 10% de gordura corporal, seus níveis hormonais caem tanto que ela pode até parar de menstruar. Exemplos de mulheres jovens que entram em amenorreia (parada da menstruação) por redução intensa da gordura corporal podem ser encontrados nas portadoras de anorexia nervosa e também em atletas de algumas modalidades, como é o caso das ginastas olímpicas.

Tanto os alimentos naturais como os industrializados podem conter vários tipos de gordura. Algumas têm efeitos positivos à saúde, aumentando o HDL (que é o colesterol "bom"), por exemplo, enquanto outras podem ser prejudiciais, aumentando o nível de LDL (o colesterol "ruim") – se bem que essa classificação de colesterol bom e colesterol ruim tende a ser cada vez menos utilizada, pois, na verdade, existe um equilíbrio, e cada um deles tem um papel a exercer.

Mesmo as gorduras com efeitos promotores para a saúde devem ser consumidas com moderação, pois qualquer tipo de gordura resulta em 9 kcal/g, o que é mais que o dobro do que as proteínas e os carboidratos fornecem.

E por falar em proteínas e carboidratos, estes oferecem muito mais saciedade que a gordura. As proteínas são as que saciam mais, depois vêm os carboidratos e, em último lugar, as gorduras. Isso significa que quanto mais gordura a comida tiver, maior será a quantidade necessária para deixar a pessoa satisfeita. A indústria de alimentos sabe muito bem que quanto maior o teor de gordura em um produto, maior será o apetite do usuário e maiores serão as quantidades consumidas.

A cozinha chinesa é historicamente conhecida como exemplo de alimentação saudável. No século XIX, imigrantes chineses chegaram aos Estados Unidos e alguns deles se estabeleceram no ramo da gastronomia. Não demorou muito para que os inteligentes chineses notassem o seguinte: quanto maiores eram as porções, e quanto mais gordura incluíam na preparação dos pratos, mais os clientes gostavam.

É muito importante lembrar que alguns alimentos apresentam gorduras escondidas ou camufladas, e muitas pessoas acabam ingerindo altas quantidades sem se dar conta. Para comprovar isso, basta fazer a seguinte pergunta: "Quais são os seus doces preferidos?". Muitos vão citar chocolates, pudins e sorvetes, alimentos que são basicamente pura gordura (manteiga de cacau, gordura trans e gordura vegetal).

Um dos maiores mitos da medicina moderna está em considerar injustamente os níveis sanguíneos de colesterol um causador das doenças do coração. Graças à boa ciência, esse erro está começando a ser corrigido pela sociedade científica.

O colesterol é um álcool policíclico de cadeia longa, encontrado nas membranas celulares e no sangue de todos os mamíferos. Suas duas principais frações são o LDL e o HDL, transportados na corrente sanguínea por meio de uma proteína chamada lipoproteína. O LDL colesterol — colesterol de baixo peso molecular — é produzido no fígado e, ao ligar-se à lipoproteína, circula pelo organismo levando esse colesterol às células. Por sua vez, o HDL — colesterol de alta densidade — tem como função "retirar" o excesso de LDL colesterol do sangue, funcionando como uma espécie de vassourinha que mantém os vasos limpos e minimiza o depósito de LDL na parede das artérias. Quando o paciente apresenta altos níveis de LDL colesterol e baixos níveis de HDL colesterol, há maior probabilidade de a pessoa formar placas nas artérias e, por conseguinte, desenvolver doença arteriosclerótica. Já um baixo nível de LDL e alto nível de HDL é considerado fator de proteção para a saúde cardiovascular.

A maior parte do colesterol presente no corpo é produzida pelo próprio organismo, sendo apenas uma pequena parte (⅓) adquirida por meio da alimentação. Isso explica o porquê de algumas pessoas apresentarem altas taxas sanguíneas de colesterol mesmo com uma dieta equilibrada, e vice-versa.

Até pouco tempo, medidas drásticas para reduzir os níveis de colesterol no sangue, principalmente sua fração LDL, eram prescritas pela comunidade de médicos e nutricionistas. Dentre essas recomendações e práticas, as mais adotadas eram a redução do consumo de gordura animal na alimentação e o uso abusivo de medicamentos derivados das estatinas, substância que controla os níveis de colesterol no sangue.

Nesse cenário, o ovo de galinha e de outras aves, que durante milhares de anos fez parte da alimentação da humanidade, foi um dos maiores injustiçados. Mesmo sendo fonte de proteína de alto valor biológico, vitaminas e minerais, ele foi considerado uma fonte de gorduras nocivas, sendo acusado de aumentar o risco de doenças cardiovasculares, o que o levou a ser praticamente banido da dieta de adultos e crianças.

Mas uma reviravolta poucas vezes vista na história da medicina vem reabilitando a reputação do ovo como um dos alimentos mais completos e saudáveis que temos à nossa disposição. Em um artigo publicado em janeiro de 2015[31], resultado de uma pesquisa envolvendo 9.734 pessoas de 25 a 74 anos acompanhadas durante duas décadas, os pesquisadores demonstraram não haver relação entre o consumo regular de ovos e o aumento da incidência de doenças cardiovasculares, tais como infarto e derrame.

Além disso, a crença de que reduzir os níveis de colesterol no sangue a qualquer custo traria benefícios fez das estatinas a classe de medicamentos mais prescrita pelos médicos do mundo inteiro, gerando, com isso, lucros

---

31 USDA. *Scientific Report of the 2015 Dietary Guidelines Advisory Committee*. Washington, 2015. Disponível em: https://health.gov/sites/default/files/2019-09/Scientific-Report-of--the-2015-Dietary-Guidelines-Advisory-Committee.pdf. Acesso em: 29 set. 2022.

fabulosos para a indústria farmacêutica global. E os riscos para a saúde e efeitos adversos desses fármacos não são poucos.

Infelizmente, com as altas doses de estatinas receitadas e também excluindo o pobre do ovo do cardápio, as doenças cardiovasculares continuaram e continuam fazendo cada vez mais vítimas em todas as camadas da população, mesmo naquelas pessoas que estão mantendo os níveis circulatórios de colesterol dentro da faixa da normalidade.

Dentre as muitas explicações científicas para esse fenômeno, a mais importante acabou de ser citada, e vale repetir: 70% do colesterol presente na circulação sanguínea são fabricados pelo próprio organismo, e não provenientes da dieta. Além disso, fatores como estresse, sedentarismo, tabagismo, ingestão insuficiente de fitonutrientes e antioxidantes, resistência à insulina e excesso de adiposidade na região da cintura são os verdadeiros culpados pelas enfermidades crônico-degenerativas, tais como doenças do coração, derrame, diabetes tipo II e até mesmo alguns tipos de câncer.

Para quem já teve algum episódio sério de doença do aparelho circulatório, existem sim boas evidências que confirmam que manter baixo os níveis de gordura no sangue diminuem muito as chances de uma segunda crise.

E OS TRIGLICERÍDEOS?

Embora o colesterol e os triglicerídeos sejam gorduras, existem diferenças enormes entre eles. Composto por uma molécula de glicerol e três moléculas de ácidos graxos, os triglicerídeos são a principal forma de estocagem de energia dos animais, que os acumulam no tecido adiposo sob a forma de gordura corporal.

Os triglicerídeos são formados a partir de carboidratos, por exemplo, açúcares e massas, e armazenados nas células como reserva calórica, sendo utilizados para obtenção de energia nos períodos de privação de alimento. Seu excesso pode causar deposição nas paredes das artérias, ocasionando a aterosclerose, e também nos dutos pancreáticos, ocasionando a pancreatite. O acúmulo de gordura na região da cintura, que causa resistência à insulina e a síndrome metabólica é, na sua maior parte, originada sob a forma de triglicerídeos.

O aumento do colesterol no sangue pode ser explicado por motivos metabólicos, independentes da dieta. No entanto, o aumento dos triglicerídeos na circulação sanguínea sempre é resultado de uma alimentação desequilibrada e de um estilo de vida pouco saudável.

TIPOS DE GORDURA

Até aqui, falamos sobre gorduras saturadas, insaturadas e trans. Vimos que existem gorduras mais e menos saudáveis, e que o conhecimento científico a respeito desses nutrientes está mudando rapidamente. Então, vamos, agora, conhecer e entender melhor os seus tipos, variedades e propriedades.

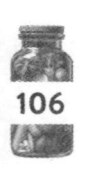

Gordura saturada

É normalmente encontrada em alimentos de origem animal. Quando está em temperatura ambiente, apresenta-se em estado sólido, pois seus átomos de carbono mantêm uma ligação simples com outro carbono e estão ligados a dois átomos de hidrogênio. É encontrada em carnes vermelhas e brancas, leite e seus derivados. O azeite de dendê, de algodão e de coco são exemplos de gordura saturada de origem vegetal.

Gordura insaturada

Presente principalmente em alimentos vegetais, é líquida quando está em temperatura ambiente. Ao contrário da gordura saturada, os dois tipos de gorduras insaturadas existentes, monoinsaturada e poli-insaturada, possuem efeitos benéficos para a saúde, pois melhoram os níveis sanguíneos de HDL (o bom colesterol). Alguns estudos relacionam a maior ingestão de gorduras insaturadas com a diminuição de triglicerídeos e até mesmo da pressão arterial[32]. Pode ser encontrada em óleos vegetais, como no azeite de oliva, óleo de canola e de milho, bem como na amêndoa, na castanha-do-pará, no abacate e na semente de linhaça. A truta e o salmão são exemplos de fontes animais para gorduras insaturadas.

---

32 ALONSO, Alvaro; MARTINEZ-GONZÁLEZ, Miguel Angel. Olive oil consumption and reduced incidence of hypertension: the SUN study. *Lipids*, [s. l.], v. 39, n. 12, p. 1233-8, dez. 2004. Disponível em: https://doi.org/10.1007/s11745-004-1352-x. Acesso em: 26 jan. 2023.

Gordura trans

É encontrada em produtos industrializados, como, por exemplo, biscoitos, batatas fritas, sorvetes, salgadinhos de pacote e, classicamente, na margarina, resultado de um processo químico de hidrogenação de óleos vegetais. Seu consumo não é recomendado, pois estudos indicam que a ingestão de gordura trans pode colaborar para o desenvolvimento de doenças do coração. As indústrias alimentícias, atendendo regras das autoridades de saúde, estão diminuindo ou excluindo cada vez mais esse tipo de gordura de seus produtos.

De acordo com a Agência Nacional de Vigilância Sanitária (ANVISA), no Brasil, só é obrigatório especificar a quantidade de gordura trans no rótulo do alimento quando esta for maior que 0,2 g por unidade. Isso exige educação e informação por parte do consumidor, visto que se numa unidade de biscoito recheado, por exemplo, existir 0,1 g de gordura trans, a empresa não precisa expressar isso na embalagem do produto. Mas se a pessoa comer mais de um biscoito, ela já terá ultrapassado o valor mínimo recomendado e nem ficará sabendo do risco que sua saúde está correndo — imagina, então, quem come o pacote inteiro!

ÓLEOS E AZEITES

Sempre que entendemos melhor os tipos de gordura, uma pergunta surge em nossa mente: "Então, se existe gordura animal, vegetal e industrializada; se existe gordura saturada, insaturada e trans; afinal, qual é o melhor óleo para utilizar na cozinha e no preparo dos alimentos?".

Essa resposta nem sempre é fácil, e tem sido a origem de várias controvérsias e discussões científicas. Sabemos que orientais como os chineses e indianos, bem como os nativos das Américas, não conheciam a fritura de imersão em óleo, e somente o utilizavam para conservar os alimentos.

Quando iniciaram as navegações e os "descobrimentos" da América e da Ásia, os europeus levaram a esses povos o costume de fritar alimentos em óleo quente, utilizando principalmente a gordura de porco. Um prato hoje popularizado pela cozinha japonesa, o tempurá, espécie de fritura de carnes, mariscos ou vegetais, foi introduzido naquele país pelos portugueses, e seu nome vem da palavra "temperar", em português.

As opções de óleos atualmente disponíveis no mercado são várias. Vamos falar um pouco sobre cada uma delas, lembrando que, além do azeite, devemos utilizar o bom senso na hora de preparar a alimentação para o nosso consumo e o da nossa família. Aqui vale a máxima de que não existem alimentos bons ou ruins, mas sim quantidades que devem ser combinadas individualmente e utilizadas para cada caso.

Os óleos mais popularmente utilizados no nosso meio são os de origem vegetal, como o de canola, milho, girassol e soja. Ultimamente, outro óleo passou a ser muito recomendado e utilizado: o óleo de coco.

Óleo de canola

É rico em ômega-3, uma gordura considerada boa por proteger o coração, por sua ação anti-inflamatória, por ajudar no controle dos níveis de colesterol, triglicerídeos e pressão arterial, e por incentivar a atividade dos agentes que diminuem a coagulação do sangue. Nosso organismo não produz ômega-3; por isso, ele deve ser ingerido através da dieta. É bom recordar que na natureza não existe um vegetal chamado canola. O óleo é extraído da semente de uma planta chamada colza, que é da família das mostardas. Em seu estado natural, o azeite de colza é medianamente tóxico, pois possui um teor elevado de ácido erúcico. Variedades geneticamente modificadas para possuírem um teor reduzido desse ácido foram produzidas no Canadá, e foi daí que se originou o nome Canola – *Canadian Oil Low Acid* –, ou azeite canadense de baixo teor de ácido.

Óleo de girassol

Além de ômega-3, ele também possui ômega-6, ômega-9 e vitamina E. Esses compostos protegem o coração, pois ajudam no equilíbrio entre o colesterol considerado bom (HDL) e o considerado ruim (LDL).

Óleo de milho

Embora seja rico em ômega-3 e ômega-6, é considerado mais calórico se comparado aos seus concorrentes.

Óleo de soja

Sua composição nutricional é bem semelhante à do óleo de girassol, pois também é rico em ômega-3, ômega-6 e vitamina E. Assim como o de milho, ele também é um pouco mais calórico que os demais tipos.

Óleo de coco

Queridinho do momento, ganhou muitos adeptos graças à culinária funcional. Apesar de sua origem vegetal, ele é composto basicamente por gordura saturada, o que é perigoso para a sua nutrição tanto do ponto de vista cardiovascular quanto do ganho de gordura abdominal. Dizem que ele promete perda de medidas, mas essa propriedade ainda não foi comprovada. Também não existem estudos que comprovem sua segurança, especialmente em pacientes diabéticos ou cardíacos. Seus benefícios podem ser observados em modelos animais, mas nosso organismo é diferente e, por isso, precisamos tomar cuidado antes de trocar drasticamente o tipo de gordura consumida. Recentemente, a Sociedade Brasileira de Endocrinologia e Metabologia (SBEM) e a Associação Brasileira para o Estudo da Obesidade e Síndrome Metabólica (ABESO) lançaram uma nota oficial, esclarecendo que do alto do conhecimento científico atual, não existem evidências de que óleo de coco emagreça ou que seja melhor que outros tipos de óleos utilizados na cozinha, ainda que sociedades científicas de outros países o recomendem fortemente[33].

Azeite de oliva

Está no ranking de alimentos essenciais ao cardápio de quem quer uma vida mais saudável. Uma pesquisa publicada no *The New England Journal of Medicine*[34] comprovou que a dieta mediterrânea, cuja base é o azeite de oliva extravirgem, castanhas, peixes e vegetais, foi capaz de reduzir em 30% o risco de doenças cardiovasculares. O azeite de oliva não só ajuda a diminuir o mau colesterol (LDL) como aumenta o bom colesterol (HDL), e isso ocorre graças à presença de antioxidantes e gorduras monoinsaturadas. Mas os benefícios do azeite não ficam restritos à saúde cardiovascular. A proteção do cérebro e dos ossos, o combate ao

---

33 SBEM; ABESO. *Posicionamento oficial da Sociedade Brasileira de Endocrinologia e Metabologia (SBEM) e da Associação Brasileira para o Estudo da Obesidade e da Síndrome Metabólica (ABESO) sobre o uso do óleo de coco para perda de peso*. Disponível em: https://www.endocrino.org.br/media/uploads/posicionamento_oficial_%C3%B3leo_de_coco_sbem_e_abeso.pdf. Acesso em: 18 maio 2020.

34 ESTRUCH, Ramón *et al*. Primary prevention of cardiovascular disease with a Mediterranean diet. *The New England Journal of Medicine*, [s. l.], v. 368, n. 14, p. 1279-90, abr. 2013. Disponível em: https://www.nejm.org/doi/full/10.1056/nejmoa1200303. Acesso em: 26 jan. 2023.

diabetes e até o emagrecimento entram na sua lista de ganhos para a saúde.

O azeite de oliva é a melhor opção para temperar saladas e outros alimentos quando utilizado frio, pois quando aquecido, perde muitas das suas propriedades. Existem três tipos de azeite de oliva próprias para o consumo. São elas:

Azeite extravirgem: um óleo saboroso e com acidez, demonstrada em ácido oleico, não superior a 1%. É a melhor opção para consumo, pois possui mais fotoquímicos, que têm propriedades antioxidantes.

Azeite virgem: possui sabor e aroma marcantes, bem como acidez demonstrada em ácido oleico, não superior a 2%.

Azeite virgem corrente: tem um gosto agradável e certa acidez, demonstrada em ácido oleico, não superior a 3,3%.

Com exceção dos óleos de oliva e coco, os outros óleos vegetais citados são, pelo menos aqui no Brasil, de origem transgênica. Apesar de muita coisa ser dita em relação aos alimentos transgênicos e saúde, nunca foi possível estabelecer nenhum risco do ponto de vista científico, tanto que esses produtos são aprovados para o consumo humano pelas autoridades de saúde de todos os países. Apesar disso, é importante que o consumo de azeite na alimentação seja sempre feito com cautela, uma vez que nenhum óleo é 100% saudável ou 100% livre de riscos para o organismo, e que fritar os alimentos certamente piora a sua qualidade nutricional, mesmo que o sabor fique muito atrativo.

Uma pergunta prática que devemos sempre nos fazer é: "Quanto tempo 1 L de óleo dura na sua casa?". Não é raro encontrar famílias com quatro pessoas que consomem uma garrafa de óleo por semana! Independentemente do tipo utilizado, isso certamente não é saudável. As recomendações atuais determinam que 1 L de óleo deva durar em torno de três meses para uma família composta de quatro indivíduos.

Além de reduzir as quantidades, uma boa ideia é fazer um rodízio entre todos esses tipos de óleos. Se a cada 90 dias você precisa comprar uma nova garrafa de azeite para sua família, compre de outra origem. Assim, você varia os benefícios de cada uma delas e minimiza seus efeitos negativos. Também inclua nesse rodízio gorduras de origem animal, como a banha de porco, sebo, gorduras de pato e ganso. O segredo aqui é não exagerar e ir variando as fontes de lipídios.

ÁCIDOS GRAXOS

Foi dito anteriormente que uma das funções da gordura na dieta é fornecer os ácidos graxos essenciais ao organismo, e várias vezes foram citados os ácidos graxos ômega 3, 6 e 9. Vamos concluir nossa viagem pelo planeta gordura aprofundando nosso conhecimento sobre eles?

Os ácidos graxos do grupo ômega desempenham um papel fundamental para o bom funcionamento do metabolismo humano. Como constituintes das gorduras insaturadas, são usados pelo corpo como energia, além de colaborarem na produção de hormônios. E pelo fato de não serem produzidos por nosso organismo, esses ácidos graxos são conhecidos como nutricionalmente essenciais.

Como mencionado, os ácidos graxos são exemplos de gordura insaturada. Os ácidos graxos do grupo ômega-9 compõem as gorduras do tipo monoinsaturadas, enquanto os ácidos graxos do grupo ômega-3 e ômega-6 são do tipo poli-insaturados. Veja mais sobre cada um deles:

Ômega-9: tendo como principal representante desse grupo o ácido oleico, o ômega-9 colabora para a redução do colesterol do sangue e para a diminuição do colesterol ruim (LDL), além de ajudar a diminuir a agregação de plaquetas. Ele pode ser incorporado à dieta por meio do consumo dos óleos de oliva e colza, da azeitona, do abacate e de oleaginosas (castanhas, nozes, amêndoas).

Ômega-6: esse grupo é representado principalmente pelo ácido linoleico (AL), encontrado principalmente em óleos vegetais, como o de milho, soja e colza. O AL está relacionado à redução do colesterol total e do colesterol ruim (LDL), e ao aumento do colesterol bom (HDL). Uma vez ingerido, pode ser transformado em outros ácidos graxos do conjunto, sendo o mais importante o ácido araquidônico (AA). Este também pode ser obtido diretamente por meio da alimentação, pois é encontrado em carnes e na gema do ovo.

Ômega-3: o representante mais abundante desse grupo é o ácido alfa-linolênico (ALA), fornecido principalmente pelas sementes de linhaça e de chia, das quais se pode extrair o óleo. Ele também pode ser encontrado em quantidade significativa em nozes e no óleo de canola. O ALA é necessário para a manutenção das membranas celulares, para algumas funções cerebrais e para a transmissão de impulsos nervosos.

Quando já está presente no organismo, o ALA pode ser transformado em outros dois ácidos graxos do mesmo grupo e que também são essenciais ao bom funcionamento do corpo: o ácido eicosapentaenoico (EPA) e o ácido docosaexaenoico (DHA). Ambos são encontrados em algas marinhas e peixes de águas frias e profundas, como o salmão, o atum, a sardinha, o arenque e a cavalinha. Tanto o EPA quanto o DHA estão relacionados à diminuição do nível de colesterol total e de triglicérides no sangue, e ao aumento do colesterol bom (HDL).

No entanto, a conversão de ALA em ácidos EPA e DHA é limitada, pois as enzimas necessárias para o processo também são utilizadas pelo corpo para outras funções. Por essa razão, recomenda-se a ingestão de alimentos ou suplementos nutricionais que sejam boas fontes de EPA e DHA.

Por apresentar propriedades anti-inflamatórias, o ômega-3 pode colaborar na prevenção da aterosclerose, doença inflamatória crônica das artérias e que está diretamente ligada à maior chance de ocorrer infarto do miocárdio e derrames.

Além de ajudar a proteger o músculo cardíaco e ser positivo para a saúde cardiovascular, o ômega-3 representa ⅓ dos lipídeos no cérebro. A carência dessas substâncias acarreta sérios prejuízos para a saúde neurológica, principalmente na vida intrauterina, que é exatamente quando ocorre o desenvolvimento do sistema nervoso central. Por isso, é comum que os médicos recomendem a suplementação de DHA e EPA durante a gravidez e a lactação.

A suplementação de ômega-3 durante o período gestacional pode colaborar para o bom desenvolvimento do cérebro do bebê, auxiliando na prevenção de dificuldades de aprendizado e complicações psicopatológicas na idade adulta[35].

Além disso, pesquisadores britânicos descobriram que esse nutriente pode proporcionar uma boa qualidade do sono em crianças de até nove anos. Especialistas da Universidade de Oxford, na Grã-Bretanha, chegaram à conclusão de que 600 mg diários de ômega-3 são suficientes para ajudar no sono infantil. Essa quantidade equivale, por exemplo, a cerca de 50 g de sardinha, 70 g de salmão ou a quantidade presente nos suplementos de ômega de boa qualidade.

Participaram da pesquisa 362 crianças de sete a nove anos. Durante dois meses, parte delas tomou um suplemento de 600 mg de ômega-3 diariamente, enquanto o restante tomou pílulas de placebo. No início do estudo, os

---

35 HELLAND, Ingrid B. *et al*. Maternal supplementation with very-long-chain n-3 fatty acids during pregnancy and lactation augments children's IQ at 4 years of age. *Pediatrics*, [s. l.], v. 111, n. 1, p. 39-44, jan. 2003. Disponível em: https://doi.org/10.1542/peds.111.1.e39. Acesso em: 26 jan. 2023.

pais responderam a um questionário sobre a qualidade do sono de seus filhos, dizendo se eles costumavam demorar a pegar no sono ou se acordavam no meio da noite, por exemplo.

Depois, os pesquisadores colocaram sensores que medem a qualidade do sono em 43 crianças que apresentavam esses tipos de problema. No final do levantamento, os níveis de ômega-3 na corrente sanguínea foram medidos em todos os participantes.

Os resultados comprovaram que maiores níveis de ômega-3 no sangue estão associados a uma melhor qualidade do sono. Segundo a pesquisa, as crianças que receberam os suplementos do nutriente passaram a dormir cerca de uma hora a mais do que as que ingeriram placebo. Elas também acordavam menos no meio da noite e pegavam no sono mais rapidamente.

Ainda de acordo com o estudo, as crianças com menores níveis de ômega-3 no sangue, além de serem as que apresentavam mais distúrbios relacionados ao sono, também foram as que tiveram mais problemas de aprendizagem relatados por seus pais[36].

Em adultos, principalmente em idosos, a carência de ômega-3 pode colaborar para o desenvolvimento de sintomas de ansiedade e depressão. O consumo de DHA pode contribuir para melhorar os problemas relacionados ao humor depressivo, pois ele é capaz de melhorar a ligação entre neurotransmissores e receptores enquanto o

---

[36] RICHARDSON, Alex J. Omega-3 and sleep: New insights from the DHA Oxford Learning and Behaviour (DOLAB) study. *Lipid Technology*, [s. l.], v. 27. n. 5, 2015. Disponível em: https://doi.org/10.1002/lite.201500014. Acesso em: 26 jan. 2023.

EPA tende a aumentar o suprimento de oxigênio e glicose para o cérebro, protegendo contra o estresse oxidativo[37].

Outras pesquisas afirmam que ingerir alimentos ricos em ácidos EPA e em DHA, do grupo ômega-3, ajudaria na prevenção e no tratamento de determinados tipos de câncer, como o de mama, de próstata e de cólon, além de combater o Mal de Alzheimer[38, 39].

A recomendação da Organização Mundial de Saúde (OMS) é o consumo regular de 200 mg a 500 mg por semana de ácido EPA e DHA, como método preventivo de doenças cardiovasculares, tais como infarto e AVC isquêmico.

Essas concentrações podem ser obtidas através do consumo de peixe duas vezes por semana. Para o caso de pessoas que não incluam peixe em sua dieta, a OMS recomenda o aumento no consumo de alimentos ricos em ALA, que, como já citado, irão se transformar em EPA e DHA sob a ação enzimática.

Existe também a alternativa de incorporar à dieta o consumo de algas marinhas, tipicamente usadas na culinária oriental, que, assim como os peixes marinhos, também são fontes de EPA e DHA.

---

37 GROSSO, Giuseppe *et al*. Omega-3 fatty acids and depression: scientific evidence and biological mechanisms. *Oxidative Medicine and Cellular Longevity*, [s. l.], v. 2014, p. 313-570, 2014. Disponível em: https://doi.org/10.1155/2014/313570. Acesso em: 26 jan. 2023.

38 YURKO-MAURO, Karin *et al*. Beneficial effects of docosahexaenoic acid on cognition in age-related cognitive decline. *Alzheimer's & Dementia*, [s. l.], v. 6, n. 6, p. 456-64, nov. 2010. Disponível em: https://doi.org/10.1016/j.jalz.2010.01.013. Acesso em: 26 jan. 2023

39 BRASKY, Theodore M. *et al*. Specialty supplements and breast cancer risk in the VITamins And Lifestyle (VITAL) Cohort. *Cancer Epidemiology Biomarkers & Prevention*, [s. l.], v. 19, n. 7, p. 1696-708, jul. 2010. Disponível em: https://doi.org/10.1158/1055-9965.EPI-10-0318. Acesso em: 26 jan. 2023.

Para os indivíduos que não conseguem atingir as doses ideais de ômega-3 somente com os alimentos tradicionais, existe a possibilidade de suplementar EPA e DHA através do consumo de cápsulas de óleo de peixe ou extrato de algas marinhas. Mas estabelecer uma recomendação diária para a ingestão de ômega-3 não é assim tão simples, pois, como veremos, isso vai depender também do consumo de ômega-6 e ômega-9.

Durante os milhares de anos de evolução da espécie humana, quando ainda éramos caçadores e coletores, as dietas eram abundantes em vegetais, raízes, flores, sementes, frutas, peixes, frutos do mar, carnes de caça e outras fontes de ômega-3 de cadeia longa (EPA e DHA), mas relativamente baixa em ômega-6 de óleos de sementes. Pesquisas antropológicas sugerem que nossos ancestrais pré-históricos consumiam esses ácidos graxos numa proporção de aproximadamente 1:1:1. Isso esclarece o motivo pelo qual os nossos antepassados caçadores-coletores eram livres de doenças inflamatórias, como doenças cardíacas e câncer, mas tinham uma expectativa de vida bem menor do que a atual. Eles morriam de diarreia, gripes, pneumonias, sarampo e ataques de animais selvagens, mas não tinham infarto, derrame e diabetes, que são as enfermidades que mais matam hoje em dia e que estão diretamente relacionadas com o nosso estilo de vida e com a proporção de ácidos graxos presentes em nossa alimentação. Aliás, os esquimós, grupo populacional que ainda hoje se alimenta basicamente de óleo de peixe, foca e baleias, alimentos ricos em ômega-3, também não morrem de doenças do coração e nem de derrame.

Há cerca de 140 anos, com o advento da Revolução Industrial, houve uma enorme mudança na proporção dos ácidos graxos na dieta. Devido às técnicas de produção industrializada de alimentos e à utilização de rações para alimentar os animais que os humanos consomem, as gorduras ômega-6 e ômega-9 começaram a aumentar, enquanto a ômega-3 passou a ser ingerida em quantidades cada vez menores.

Hoje, na dieta de países ocidentais, essa proporção chega a 27 partes de ômega-6 para 1 parte de ômega-3! Isso é uma dieta inflamatória e está na origem de diversas patologias físicas e mentais, além de um envelhecimento precoce.

Ficou claro por que a quantidade de ômega-3 que devemos ingerir por dia vai depender diretamente da quantidade de ômega-6 e ômega-9? Vegetarianos, por exemplo, vão necessitar menos de ômega-3 do que pessoas que comem muita carne vermelha.

O equilíbrio nutricional dos lipídios passa por diminuir o consumo dos alimentos ricos em gordura saturada e trans, e por aumentar a ingestão de alimentos saudáveis e ricos em ômega-3. Além disso, usar um suplemento de ômega-3 de qualidade certamente é uma ideia positiva e recomendada com base no conhecimento científico atual.

BÔNUS 5!

Um material exclusivo foi preparado para você. Acesse o QR Code da página 223 e aproveite!

CONCLUSÃO

As gorduras saudáveis são importantes porque são fontes imprescindíveis de energia, fornecem os ácidos graxos essenciais, participam em funções vitais como absorção de vitaminas, formação da membrana celular e produção de hormônios, além de serem indispensáveis para a manutenção da temperatura corporal e protegerem o corpo humano contra traumas e choques mecânicos.

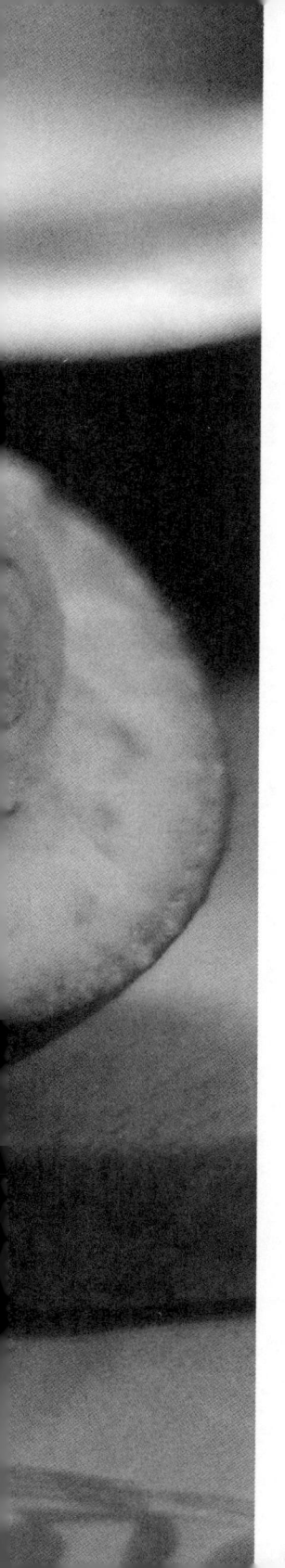

A BOA
NUTRIÇÃO
É O BOM
COMBUSTÍVEL
PARA QUE O
ORGANISMO
POSSA
PRODUZIR
MOVIMENTO
DE FORMA
MAIS
EFICIENTE.

@DOUTORNATANIEL

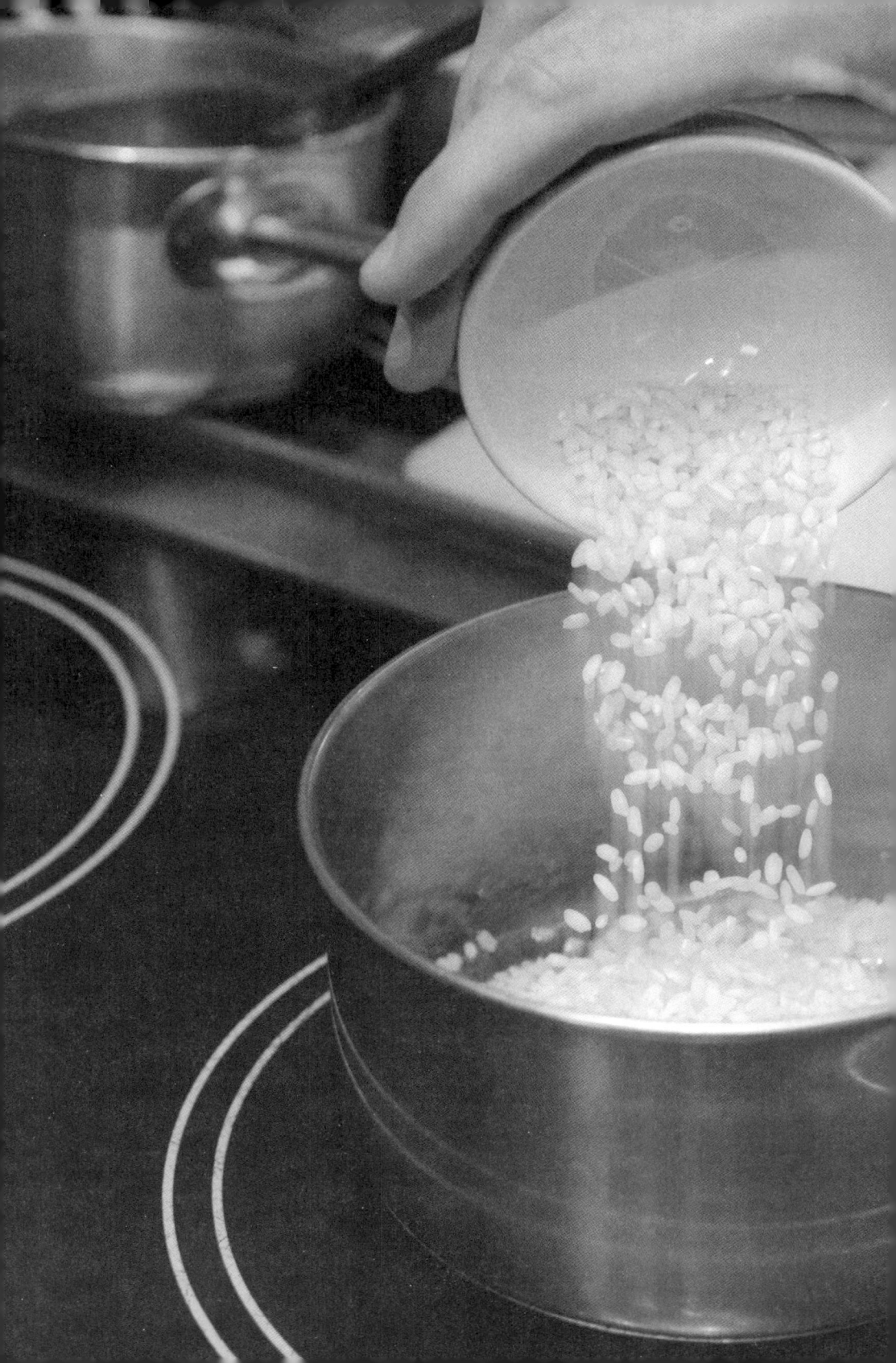

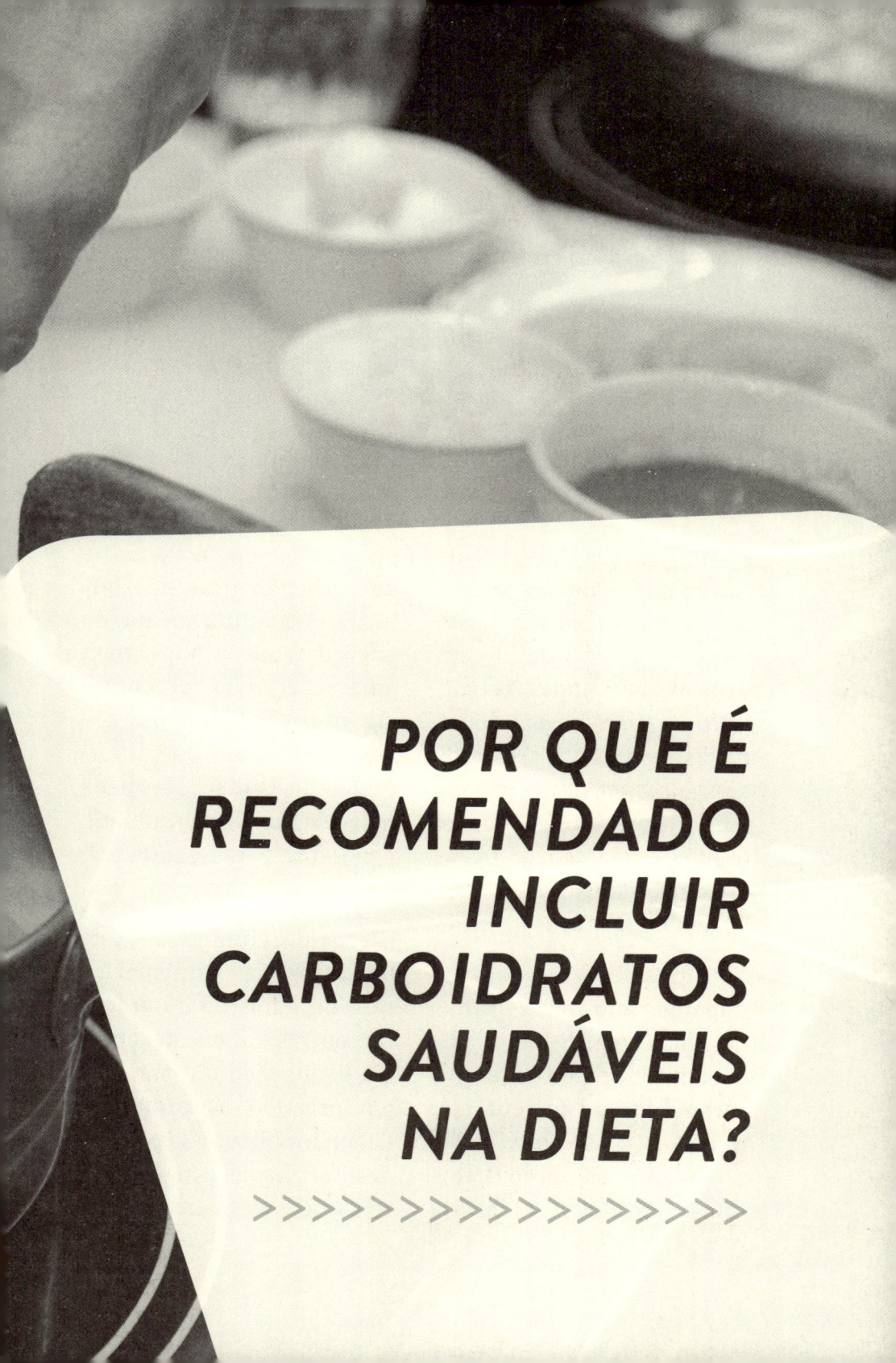

POR QUE É RECOMENDADO INCLUIR CARBOIDRATOS SAUDÁVEIS NA DIETA?

>>>>>>>>>>>>>>>>>>>>

Com exceção do mel de abelha, todos os carboidratos utilizados em nossa alimentação são de origem vegetal, tais como cereais (arroz, trigo, aveia etc.), raízes e tubérculos (batata, aipim, cenoura, beterraba etc.), leguminosas (feijão, ervilha, soja etc.), frutas (banana, manga, maçã etc.), entre tantos outros.

Dos 100% das calorias que ingerimos nas 24 horas do dia, cerca de 40 a 50% devem ser provenientes dos carboidratos. No entanto, muitas pessoas ainda acreditam que os carboidratos são os grandes vilões da obesidade, do diabetes e de outras doenças metabólicas; então, por medo de engordar ou na ânsia para emagrecer, elas procuram algum tipo de dieta que exclua totalmente os carboidratos do cardápio — nada mais errado, desequilibrado e perigoso para a saúde.

Quando cometemos o erro de eliminar os carboidratos da alimentação, nosso organismo irá procurar outras fontes de energia para substituir, como as gorduras ou as proteínas. Sabendo disso, as pessoas desinformadas acham interessante essa queima de tecido adiposo que ocorre quando o corpo não possui carboidrato para utilizar como fonte de energia.

Entretanto, durante o processo bioquímico que transforma as gorduras em fonte de energia, certas substâncias bastante tóxicas ao organismo, chamadas de corpos cetônicos, são produzidas. O nome te lembra acetona? A associação não está errada, pois esse produto é um tipo de corpo cetônico. Se não faz bem cheirar a acetona que é usada para remover esmaltes, imagine tê-la circulando no sangue! Podemos sentir o cheiro dos corpos cetônicos no hálito das pessoas que cortam radicalmente os carboidratos. O hálito cetônico lembra o odor de maçãs podres, e não há nada que consiga disfarçar; escovar os dentes ou chupar balinhas não resolve. A presença de corpos cetônicos em excesso no corpo é um dos motivos que levam as pessoas que fazem dietas desequilibradas, como as desprovidas de carboidratos, a sentirem tontura, fraqueza, dor de cabeça e uma importante piora no humor.

Depois das gorduras, as proteínas serão os próximos macronutrientes utilizados pelo corpo como fonte de energia na ausência de carboidratos. E essa proteína utilizada é exatamente aquela armazenada no tecido muscular. E nunca é demais repetir que o objetivo da boa nutrição e do estilo de vida saudável e ativo é melhorar a nossa composição corporal, não apenas o peso. Diminuir a massa de gordura e preservar ou aumentar a massa muscular deve ser a meta final de quem quer estar na sua melhor forma e de bem

> **BÔNUS 6!**
>
> Um material exclusivo foi preparado para você. Acesse o QR Code da página 223 e aproveite!

com a vida. Qualquer estratégia nutricional que resulte em diminuição da massa magra não é positiva para a saúde. Quem corta os carboidratos corta sua fonte de energia.

Então, já que são tão importantes para o equilíbrio nutricional, isso significa que podemos comer carboidratos de qualquer tipo e em qualquer quantidade? É claro que não. O segredo da boa nutrição, bem como de tudo na vida, é o equilíbrio. Assim como existem gorduras mais saudáveis e outras nem tanto, os açúcares também apresentam algumas classificações que os tornam mais ou menos recomendáveis para a saúde. Vamos entender esses detalhes para, então, concluir que devemos reduzir os carboidratos simples ou de alto índice glicêmico e utilizar os açúcares complexos ou de baixo índice glicêmico para obter a energia de que nossas células necessitam.

Carboidratos simples

Fontes de energia imediata, os carboidratos simples são digeridos e absorvidos rapidamente, fazendo com que as taxas de glicose no sangue subam muito depressa, o que leva a um pico de liberação de insulina pelo pâncreas. Com isso, a insulina baixa abruptamente os níveis sanguíneos de glicose e logo sentimos fome, mesmo após a refeição. Mel, açúcares, balas, arroz branco, macarrão, pão branco, compotas, refrigerantes e biscoitos são alguns dos exemplos de carboidratos simples.

Carboidratos complexos

Digeridos lentamente pelo organismo, os carboidratos complexos ocasionam um aumento pequeno e gradual da glicemia, sem que haja um pico de liberação de insulina pancreática. As vantagens são muitas, pois, por sua digestão ser lenta, o organismo sente-se saciado por mais tempo. Eles são muito mais nutritivos, pois contêm uma quantidade maior de vitaminas, minerais e fibras. Aqui cabe destacar uma regrinha que não costuma falhar: quanto mais fibras um alimento tiver, mais saudável será o seu carboidrato. E vice-versa. Esse processo de digestão lenta proporciona um fornecimento constante de energia e limita a quantidade de açúcares convertida em gorduras por um bom tempo. Além disso, são importantes para auxiliar no emagrecimento e na prática de atividade física. Fazem parte desse grupo: arroz, macarrão e pão integrais, grão-de-bico, maçã, batata-doce, sementes, vegetais e mandioca.

Lista de alimentos ricos em carboidratos[40]		
Alimentos	Quant. de carboidratos em 100 g	Quant. de energia em 100 g
Flocos de milho com açúcar	81,8 g	374 calorias
Bolacha de amido de milho	72 g	436 calorias
Torrada integral	62,6 g	364 calorias
Bolacha de água e sal	61,6 g	451 calorias
Pão francês	57,3 g	289 calorias
Pão de centeio	56,4 g	263 calorias
Arroz	28 g	127 calorias
Macarrão	19,9 g	101 calorias
Batata cozida	18,5 g	85 calorias
Ervilha	18,1 g	63 calorias
Grão-de-bico	16,7 g	121 calorias
Lentilha	16,7 g	108 calorias
Feijão	14 g	91 calorias
Soja	7,5 g	40 calorias

[40] Tabela Brasileira de Composição de Alimentos (TBCA). Universidade de São Paulo (USP). Food Research Center (FoRC). Versão 7.2. São Paulo, 2023. Disponível em: http://www.fcf.usp.br/tbca. Acesso em: 05 abr. 2023.

BÔNUS 7!

Um material exclusivo foi preparado para você. Acesse o QR Code da página 223 e aproveite!

CONCLUSÃO

Os carboidratos são importantes na alimentação diária. Dietas sem carboidratos são prejudiciais para a saúde, mas o grande segredo está em usar os carboidratos complexos, com maior conteúdo de fibra, como, por exemplo, os carboidratos presentes nas frutas, nos vegetais, nas saladas, nos alimentos integrais e no seu *shake* preferido.

Os carboidratos saudáveis são a fonte preferencial de energia utilizada pelo nosso organismo. Também conhecidos como açúcares ou glicídios, participam da estrutura tanto do DNA quanto do RNA, no núcleo das nossas células. Eles compõem os alimentos energéticos e servem como combustível de escolha para todas as células que formam o nosso corpo.

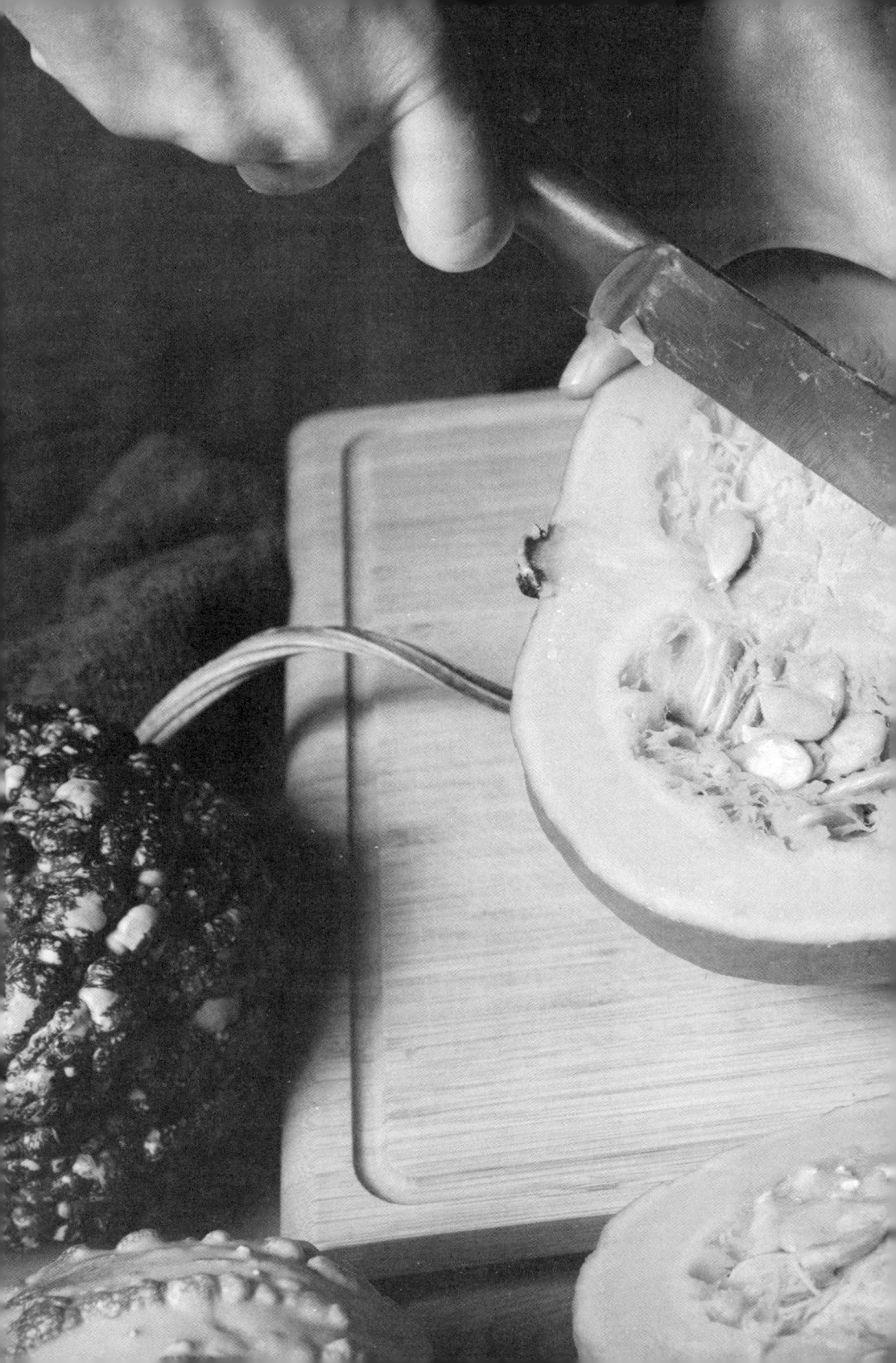

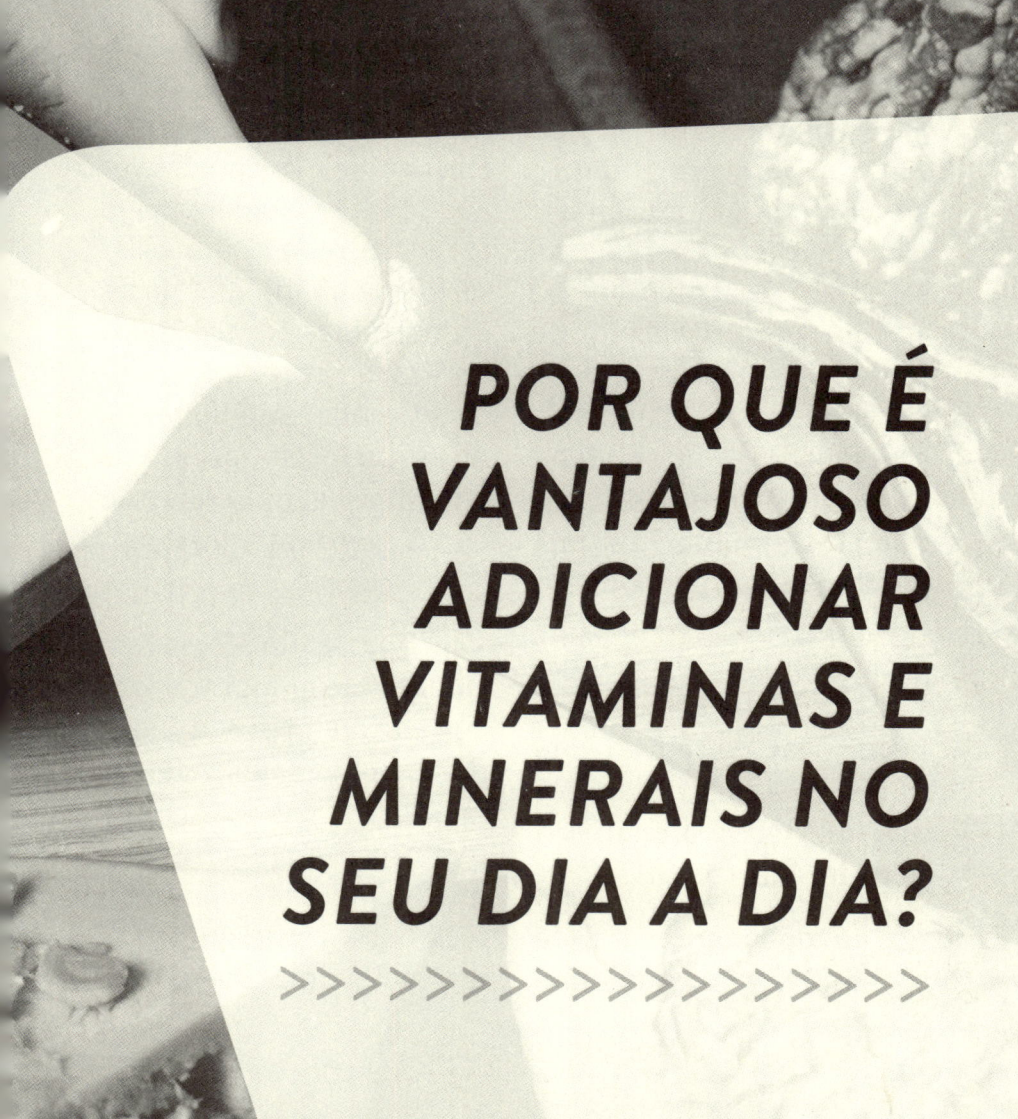

POR QUE É VANTAJOSO ADICIONAR VITAMINAS E MINERAIS NO SEU DIA A DIA?

>>>>>>>>>>>>>>>>>>>

As vitaminas e os minerais, também conhecidos como micronutrientes, não fornecem energia, ou seja, não possuem calorias, ao contrário dos macronutrientes, grupo composto por proteínas, carboidratos e gorduras. Assim, a crença muito comum de que vitaminas e minerais engordam é completamente falsa. Mesmo que os micronutrientes participem nos processos de metabolização das proteínas, gorduras e carboidratos, eles não interferem diretamente no peso corporal.

Cada vitamina e cada sal mineral possui uma função específica para a boa saúde, e como eles não são produzidos pelo corpo humano, é necessário ingeri-los nas doses e qualidades ideais, todos os dias, através da alimentação saudável e colorida. As principais fontes de vitaminas e minerais são frutas, verduras, legumes, leite e carnes.

Tomar um desjejum equilibrado, almoçar e jantar corretamente e fazer três lanches saudáveis nos intervalos das principais refeições é a maneira mais inteligente de consumir todos esses micronutrientes, pois uma dieta adequada, diversificada, com alimentos saudáveis e de boa qualidade deveria ser suficiente para fornecer todas as vitaminas e minerais de que necessitamos. Mesmo que isso seja perfeitamente possível, torna-se bastante desafiador no contexto do dia a dia agitado do século XIX. Todos nós estudamos, trabalhamos fora e viajamos, e nem sempre temos ao dispor aqueles alimentos saudáveis e adequados de que precisamos. É por isso que nossas necessidades de micronutrientes hoje é maior do que nunca, pois além do ritmo alucinante do nosso dia a dia, há também desafios como poluição e estresse, para não citarmos o cigarro e outras agressões ao organismo.

Além disso, o desgaste do solo, bem como os processos de agricultura industrial, transporte e armazenamento de frutas e verduras, conspiram para que o conteúdo das vitaminas e dos minerais atualmente presentes nesses alimentos sejam menores do que na geração dos nossos avós, por exemplo. Por isso, algumas vezes iremos necessitar de um suplemento nutricional fonte de vitaminas e minerais, para garantir que os níveis ótimos diários sejam atingidos.

Os suplementos de vitaminas e minerais devem ser utilizados para potencializar ao máximo os nossos bons hábitos, e não para minimizar os nossos hábitos negativos de estilo de vida. Em outras palavras, não adianta a pessoa fumar, exagerar nas bebidas alcoólicas, se alimentar de forma errada, ser sedentário e depois querer tomar um multivitamínico para reduzir os estragos. Mesmo com a utilização desse tipo de produto, o estilo de vida continuaria sendo negativo e a alimentação continuaria sendo desequilibrada.

Agora, se a pessoa se alimenta bem, se faz atividade física, controla o estresse e ainda assim decide utilizar um suplemento nutricional de alta qualidade, para garantir que os seus níveis diários de vitaminas, minerais e antioxidantes sejam ingeridos nas quantidades e qualidades corretas, essa pessoa irá elevar a sua saúde e o seu estilo de vida a um patamar ainda mais alto!

Para saber qual a quantidade ideal de cada vitamina e mineral necessário, vamos nos guiar pela ingestão diária recomendada (IDR) estabelecida pela ANVISA. A IDR é a quantidade de vitaminas e minerais que deve ser consumida diariamente para atender às necessidades nutricionais da maior parte dos indivíduos e grupos de pessoas de uma população sadia. Em outras palavras, quando não ingerimos a quantidade mínima de vitaminas e minerais estabelecida pela IDR nas 24 horas do dia, ficamos em carência desse nutriente. Ingerir a quantidade de vitaminas e minerais que a IDR recomenda estabelece o limite entre o normal e a deficiência.

Quando não atingimos a IDR nas 24 horas do dia e vamos dormir com carência de algum nutriente, alguma célula ou tecido do nosso corpo irá pagar o preço. Vários dias com carência nutricional irá resultar em várias células ou tecidos afetados. Se esse cenário se mantiver por mais tempo ainda, as chances de desenvolver uma doença causada por carência nutricional serão grandes. Por outro lado, o excesso de vitaminas e minerais também pode causar patologias ou intoxicações: 100% é bom, mas 200% não é melhor, muito pelo contrário.

PRINCIPAIS VITAMINAS E MINERAIS

Vitamina A: sua principal função é a manutenção dos tecidos. Ela auxilia na imunidade e é vital para a visão noturna, sendo que um dos sintomas da sua carência é a dificuldade de enxergar à noite. Também atua no desenvolvimento do sistema nervoso. Está presente no leite, na gema do ovo, no fígado, em vegetais amarelo-alaranjados (cenoura, abóbora, manga, mamão) e de folhas escuras.

Vitamina B1: também conhecida como tiamina, atua no metabolismo dos macronutrientes e no desenvolvimento do sistema nervoso. Está presente nos cereais integrais, nas verduras e hortaliças, nos legumes, nas carnes magras, nas vísceras e na gema de ovo. O beribéri é uma doença nutricional causada pela falta de vitamina B1 no organismo, resultando em fraqueza muscular, problemas gastrointestinais, respiratórios e cardiovasculares. O nome "beribéri" provavelmente vem da língua falada pelos habitantes do Ceilão, e quer dizer "Estou fraco" ou "Não posso" — devido ao grande prejuízo que essa carência nutricional causa. Muito comum no Brasil Colônia, hoje em dia o beribéri é visto somente em casos graves de desnutrição, principalmente em alcoolistas.

Vitamina B2: também como riboflavina, participa da formação dos anticorpos e glóbulos vermelhos, além de atuar no metabolismo dos macronutrientes. Está presente em carnes, peixes, ovos, laticínios, cereais integrais, legumes e hortaliças.

Vitamina B3: também conhecida como niacina, participa do metabolismo dos macronutrientes, da produção de hormônios sexuais e da síntese de glicogênio. Está presente em carnes magras, vísceras, amendoim, aves, peixes, legumes e cereais. A carência de vitaminas B3 ocasiona uma doença muito grave, chamada pelagra, caracterizada por dermatite, demência e diarreia, podendo, muitas vezes, ser fatal. Era muito comum no Brasil e em outros países de Terceiro Mundo, mas, com as melhoras dos hábitos nutricionais, tornou-se bastante rara.

Vitamina B6: também conhecida como piridoxina, participa do metabolismo de macronutrientes e atua como cofator de enzimas metabólicas. Está presente nas carnes, nos peixes, na banana, na castanha e no abacate.

Vitamina B12: também conhecida como cianocobalamina, participa do metabolismo das gorduras e tem um papel importante na síntese do DNA e RNA das células. Está presente nos alimentos de origem animal, sendo um fator de muita atenção para os vegetarianos.

Vitamina C: também conhecida como ácido ascórbico, tem poderosa ação antioxidante, atua na imunidade, protegendo contra infecções oportunistas, e age na produção e manutenção do colágeno. Está presente nas frutas cítricas, na acerola, no morango, nas verduras e hortaliças. A carência de vitamina C provoca uma doença chamada escorbuto, que tem como principal sintoma o sangramento das mucosas; quando não tratado, pode levar à morte. Na época das grandes navegações, quando os marinheiros ficavam muito tempo nos navios, se alimentando somente de peixe seco e água, o escorbuto era uma das principais causas de morte. Quando Cristóvão Colombo descobriu a América e estava com alguns marujos doentes, estes pediram ao capitão para desembarcar numa ilha, para morrerem em terra firme, já que essa doença não tinha cura conhecida naquela época. Quando Colombo fez sua segunda viagem para o Novo Continente, qual não foi a sua surpresa quando encontrou os marujos que deveriam estar mortos, gozando de boa saúde e felizes da vida! Acontece que quando eles desembarcaram, passaram a comer frutas e vegetais, e logo tiveram seu escorbuto resolvido. Essa ilha ficou conhecida como a Ilha da Curaçau — ou Curaçao —, um destino fantástico do Caribe que deve seu nome aos frutos ricos em vitamina C, que são maravilhosos para a saúde.

Vitamina D: encontrada principalmente no leite e seus derivados, nos ovos, nas vísceras e nos peixes, a vitamina D favorece a absorção do cálcio, sendo importante também para fortalecer os ossos e os dentes, além de evitar o raquitismo. Quase todos os tecidos do corpo possuem receptores para esse nutriente. Hoje sabemos da sua importância para a saúde do cérebro e do coração, para o controle do peso e da imunidade, e para a melhora de doenças degenerativas e até mesmo alguns tipos de câncer. Essa vitamina é sintetizada na pele através da ação dos raios solares. Somente 10% da vitamina D são provenientes da dieta, os outros 90% são produzidos pelo próprio organismo — esse é um dos motivos pelos quais muitos autores estão preferindo chamar essa substância de hormônio D em vez de vitamina D. Os indivíduos com maior propensão a desenvolver doenças relacionadas à falta de vitamina D no organismo são os bebês prematuros, as crianças e os idosos, quando não têm uma boa alimentação e não pegam sol com frequência. Um adulto saudável precisa consumir, em média, cinco microgramas por dia de vitamina D e garantir uma exposição à luz solar de 20 minutos diários, sem o uso de protetor solar. Como isso nem sempre é possível, e nem totalmente seguro para a pele, o uso de um suplemento dessa vitamina está sendo cada vez mais recomendado.

Vitamina E: poderoso antioxidante que protege as células e os tecidos contra os danos provocados pelos radicais livres. Possui a função de regular a imunidade e pode ser encontrada no óleo de peixe, em óleos vegetais, no amendoim, na avelã e no gérmen de trigo.

Ácido pantotênico: é necessário para a síntese da coenzima A, que executa um papel central no metabolismo energético. É encontrado em carnes, batata, aveia e outros cereais integrais, bem como no tomate, na gema de ovo e nos brócolis.

Biotina: atua como cofator enzimático no metabolismo de carboidratos e proteínas. Pode ser encontrada em leveduras, frutas, nozes, amendoim, avelãs, amêndoas e ovos.

Ferro: importante no transporte do oxigênio pelas hemácias, na conversão da vitamina A e nos processos metabólicos em geral. A anemia ferropriva é um problema de saúde pública mundial. Esse mineral pode ser encontrado nas vísceras, na carne vermelha, nos peixes, nos vegetais verde-escuros e nas leguminosas (feijão, lentilha, ervilha).

Cálcio: mineral vital na formação dos ossos e dentes, na coagulação do sangue, na contração muscular e na transmissão do impulso nervoso. Pode ser encontrado no leite e derivados, nos vegetais de folhas escuras, nos peixes e frutos do mar. Por ser tão importante para a saúde, bem-estar e longevidade, ganhou um capítulo exclusivo neste livro.

Magnésio: atua na ativação de enzimas metabólicas, e quanto ao impulso nervoso, tem efeito antagônico ao cálcio. É encontrado nos vegetais de folhas escuras, nos frutos do mar, nas castanhas, nos cereais e em produtos lácteos.

Zinco: participa de um dos sistemas enzimáticos celulares com a mais potente ação antioxidante. É necessário para o funcionamento adequado dos linfócitos e fibroblastos (células de defesa), e essencial na imunidade e cicatrização dos tecidos. Pode ser encontrado nas carnes, no fígado, nos peixes, nos ovos, nas leguminosas, nas nozes e nos laticínios.

Cobre: participa da síntese de colágeno e elastina, além de importantes processos enzimáticos. Ele é encontrado no centeio, na lentilha, no figo seco, na banana, no damasco, na uva-passa, na ameixa, na batata e no espinafre.

Manganês: constituinte de enzimas antioxidantes das mitocôndrias, protege os tecidos contra ações dos radicais livres. Tem a função de catalisar a síntese de polissacarídeos das cartilagens das articulações e é vital para o crescimento. Pode ser encontrado em cereais integrais, amendoins, nozes, feijão, arroz integral, banana, alface, beterraba e milho.

Selênio: necessário para a síntese de enzimas antioxidantes, possui propriedades anti-inflamatórias e estimula o sistema imune. Pode ser encontrado na castanha-do-pará e em cereais integrais.

Cromo: favorece a ação da insulina, influenciando o metabolismo dos carboidratos, das proteínas e das gorduras. Pode ser encontrado nas carnes, nos grãos integrais, nos cogumelos, nas leguminosas e nos temperos.

Molibdênio: cofator de enzimas envolvidas no metabolismo dos aminoácidos, participa da síntese de tecidos, principalmente da musculatura. Pode ser encontrado em leguminosas, grãos e castanhas.

Iodo: participante do metabolismo dos hormônios tiroidianos, T3 e T4, atuando no crescimento e desenvolvimento do organismo. Pode ser encontrado no sal iodado, peixes, frutos do mar, ovo, leite e derivados.

Ácido fólico: importante na formação do DNA celular e também na produção e maturação dos glóbulos brancos e vermelhos do sangue, pode ser encontrado nas verduras de folhas escuras, nos cereais, nos legumes, no feijão e nas vísceras.

Para finalizar nossa jornada pelo universo das vitaminas e dos minerais, é muito importante falarmos um pouco sobre o estresse oxidativo causado pelos radicais livres e o papel protetor dos antioxidantes.

Em nosso organismo, os radicais livres são produzidos pelas células, durante o processo de queima do oxigênio, e são utilizados para converter os nutrientes dos alimentos absorvidos em energia. Quando são produzidos em excesso, eles envelhecem, adoecem e destroem as células. Para proteger a nossa saúde, a Mãe Natureza desenvolveu os antioxidantes, que como vimos, são os micronutrientes em sua ampla maioria, além do chá verde, ômega-3 e outros.

Não é errado imaginar que na intimidade dos nossos tecidos corporais, a cada instante esteja ocorrendo uma batalha entre os radicais livres e os antioxidantes. Sabemos que o estresse, a poluição do ar, o cigarro e o consumo em excesso de bebidas alcoólicas são alguns dos fatores que aumentam a produção dos radicais livres no corpo. Por outro lado, o estilo de vida saudável e ativo, com a ingestão adequada de todos os micronutrientes apresentados, favorece a ação benéfica dos antioxidantes.

Quem já viu uma pessoa de 50 anos, que fuma e bebe em excesso, não cuida da pele, é obesa e estressada, aparentar ter 70 anos? E quem já viu o contrário, uma pessoa de 50 anos com hábitos saudáveis e que aparenta ser bem mais jovem? Na pessoa de 50 que parece ter 70, os radicais livres estão ganhando a batalha. Na pessoa com aparência mais jovem, os antioxidantes estão vencendo.

CONCLUSÃO

As vitaminas são essenciais para o bom funcionamento do metabolismo e do organismo como um todo, e os sais minerais têm função plástica e reguladora no nosso corpo. As vitaminas e os minerais, também conhecidos como micronutrientes, participam dos processos necessários para o crescimento e bom funcionamento de todas as nossas células.

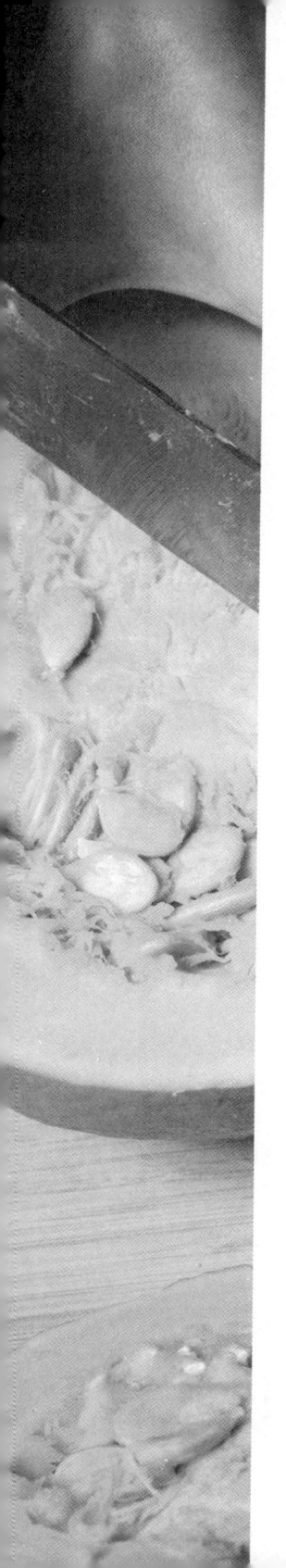

O *SEGREDO DA BOA NUTRIÇÃO,* BEM COMO DE TUDO NA VIDA, É O *EQUILÍBRIO.*

@DOUTORNATANIEL

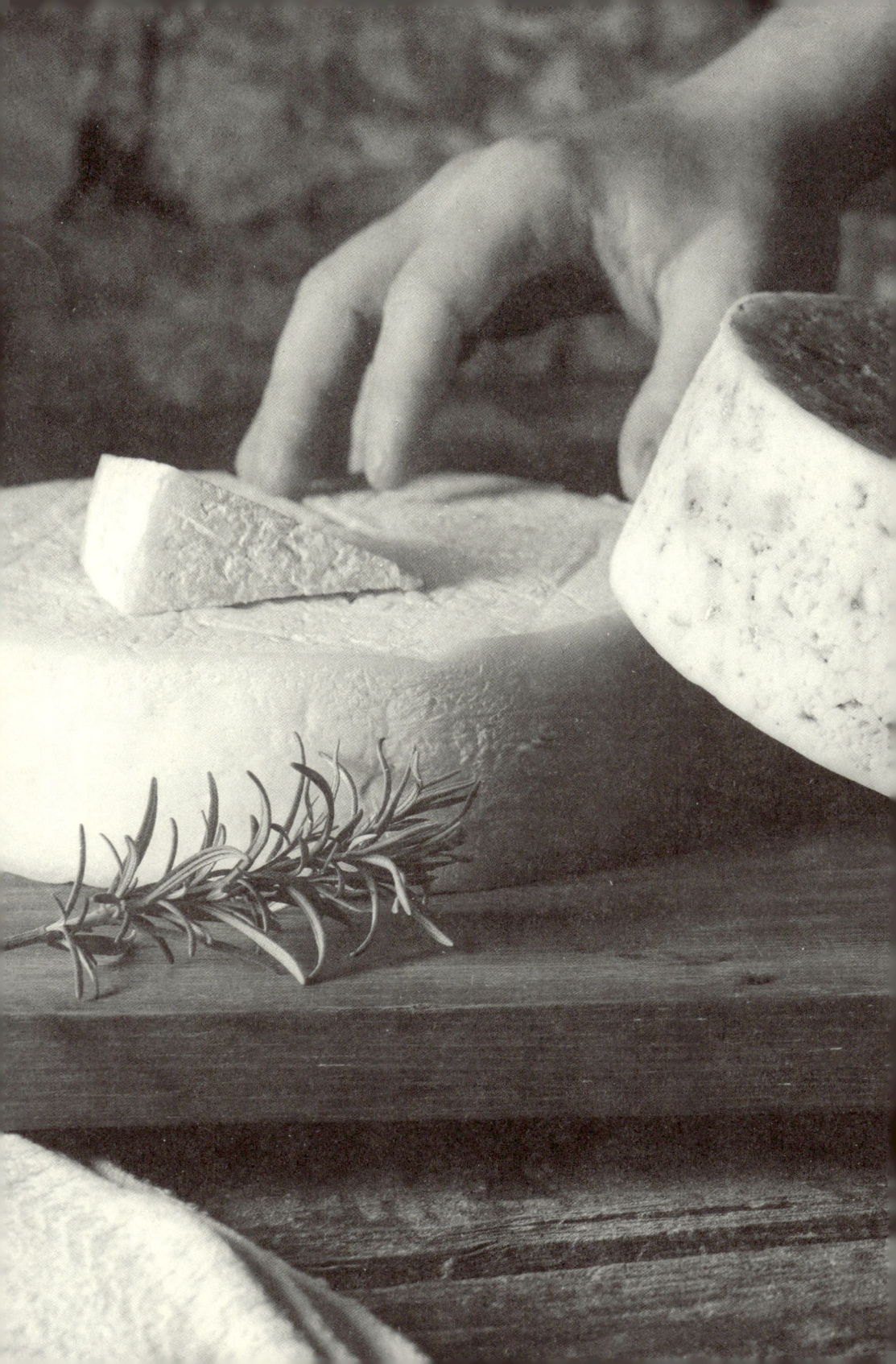

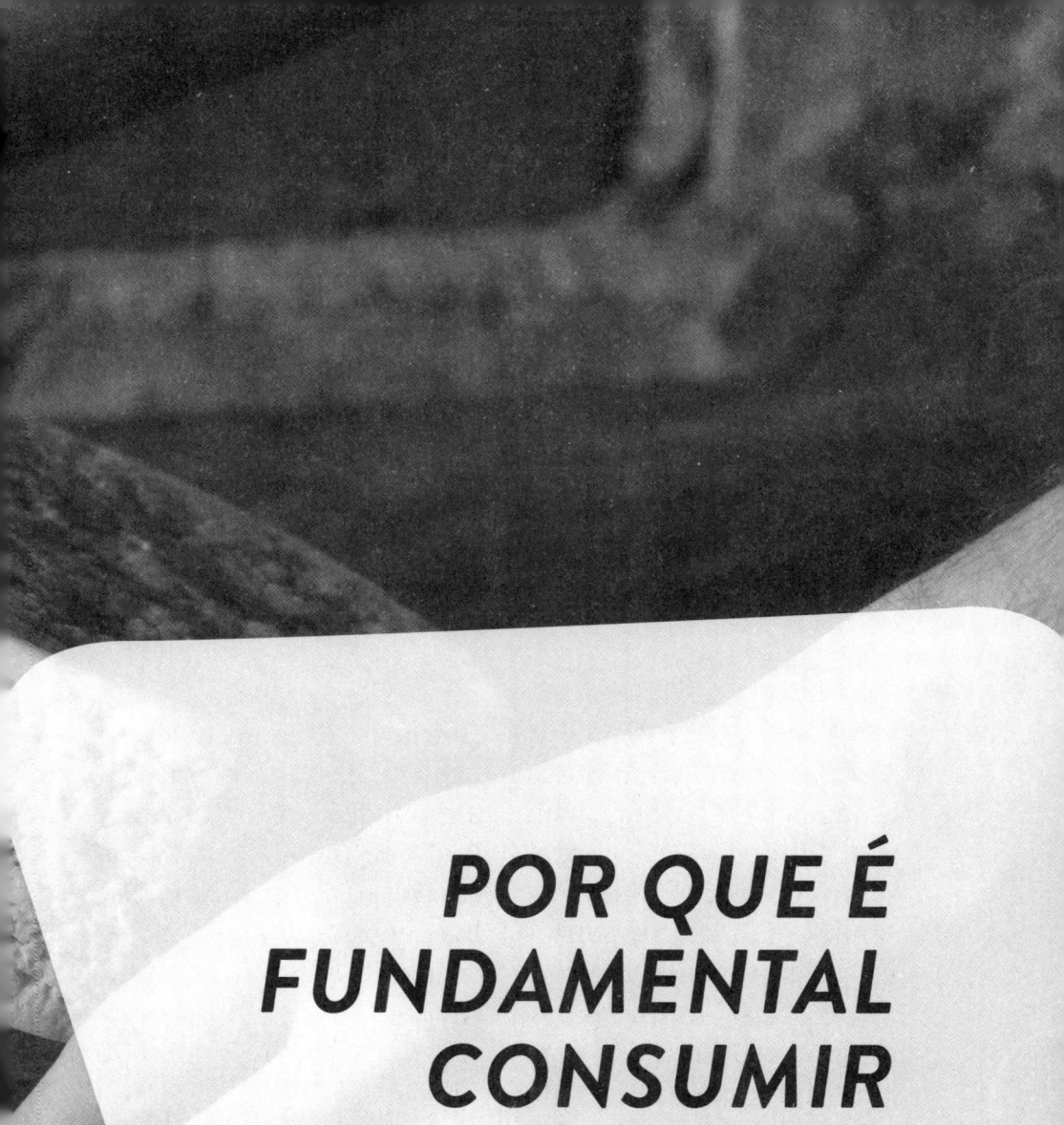

POR QUE É FUNDAMENTAL CONSUMIR ALIMENTOS RICOS EM CÁLCIO?

>>>>>>>>>>>>>>>>>>>>

Os ossos e os dentes — que compõem o nosso esqueleto — armazenam 99% do total de cálcio presente no corpo humano, sendo grandes responsáveis pela manutenção dos níveis desse nutriente no sangue. A outra parte está circulando no sangue ou em outros líquidos, dentro ou fora das células.

É necessário que os níveis sanguíneos de cálcio se mantenham em patamares seguros e estáveis, para que ele possa realizar plenamente as suas funções. Se houver deficiência desse mineral na alimentação, o organismo terá que mobilizar as suas reservas para garantir que esse equilíbrio não seja alterado.

A ação da luz do sol sobre a pele converte uma substância química naturalmente presente no corpo, a pró-vitamina D, em vitamina D ativa. Esta, por sua vez, é transformada nos rins em calcitrol, hormônio responsável pela absorção do cálcio no intestino. Assim, o sol possui um papel vital no metabolismo desse mineral. Nos países onde o inverno é muito rigoroso e a luz solar é diminuída nessa época do ano, a absorção do cálcio pode ser comprometida pela diminuição da produção de vitamina D ativa na pele. Nos países tropicais, onde ocorre o oposto, o uso do protetor solar, embora seja importantíssimo para a saúde da pele, também dificulta a ativação da vitamina D.

BÔNUS 8!

Um material exclusivo foi preparado para você. Acesse o QR Code da página 223 e aproveite!

Além disso, a vitamina D é especialmente vital em períodos de baixa ingestão de cálcio, já que ela aumenta a sua absorção no intestino. É importante lembrar que essa vitamina também deve ser mantida em quantidades normais no organismo, pois suas ações positivas para saúde não se limitam ao controle dos níveis ótimos de cálcio. Além de banhos de sol em horários adequados, alimentos como ovos, fígado e leite enriquecido são boas fontes de vitamina D. No capítulo em que falamos sobre as vitaminas e outros minerais, pudemos entender melhor essa substância; também vimos que alguns cientistas já nem usam mais o termo "vitamina D", e sim "hormônio D"!

Normalmente, somente 20 a 30% do cálcio ingerido são satisfatoriamente absorvidos, pois sua absorção só acontece se ele estiver na sua forma hidrossolúvel. Para isso, se faz necessária a ação do hormônio calcitrol, que é a forma ativa da vitamina D. O cálcio não absorvido será excretado nas fezes e na urina.

Dietas deficientes em cálcio estão associadas ao rareamento e estreitamento do tecido ósseo, pois caso a alimentação não supra as necessidades diárias do corpo, o organismo vai buscar e retirar do esqueleto as quantidades de que precisa para satisfazer todas as suas exigências.

Muitos estudos clínicos realizados em diversos países mostram que esse é um dos nutrientes com a ingestão mais inadequada em todas as camadas das populações e em todas as faixas etárias. Essa ingestão insuficiente ao logo da vida poderá trazer consequências tardias para a saúde, na maioria das vezes com doenças relacionadas ao envelhecimento, como é o caso da osteoporose.

À medida que envelhecemos, é natural os ossos reduzirem seu conteúdo de cálcio e, por consequência, ficarem mais frágeis. Teoricamente, todas as pessoas estão sob o risco de desenvolver osteoporose em algum momento da vida. Sabemos que o estilo de vida saudável é a maior proteção contra esse mal e que, por outro lado, determinados fatores podem acelerar esse processo.

A osteoporose é uma doença crônica, não transmissível, cuja prevenção começa na infância e na adolescência. Alguns pesquisadores defendem a ideia de que como é na vida intrauterina que o desenvolvimento ósseo se inicia, é ainda nessa fase que devemos começar a prevenção.

Nos Estados Unidos, uma em cada três mulheres e um em cada cinco homens com idade superior a 60 anos são acometidos por osteoporose. No Brasil, um estudo envolvendo mais de 54 mil indivíduos encontrou 4,4%

dessa população afetada, sendo predominante nas mulheres (7%)[41].

Outro estudo, chamado BRAZOS, realizado com mais de 2 mil indivíduos acima dos 40 anos de idade, encontrou 25,6% das mulheres e 15,5% dos homens com história de terem sofrido fratura por baixo impacto, ou seja, relacionada à fragilidade do osso[42]. Como as pessoas estão vivendo cada vez mais, e com o fenômeno conhecido como envelhecimento populacional, estima-se que nos próximos 50 anos as taxas desse tipo de fraturas devem dobrar.

Após a menopausa, a chance de desenvolver osteoporose aumenta para quase todas as mulheres. Certas características do estilo de vida, tais como hereditariedade ou fatores clínicos, podem aumentar ainda mais esse risco. O fumo, o álcool e a falta de atividade física também interferem negativamente na capacidade do corpo de manter ossos fortes e saudáveis.

O mais importante sobre esses dados e pesquisas é destacar que esse é um problema de saúde totalmente evitável e possível de ser prevenido, bastando para isso que as pessoas adotem um estilo de vida saudável e ativo, com adequada ingestão de cálcio ao longo da vida. No final deste capítulo, você encontrará mais dicas para prevenir a osteoporose.

---

41 KALKWARF, Heidi J.; KHOURY, Jane C.; LANPHEAR, Bruce P. Milk intake during childhood and adolescence, adult bone density, and osteoporotic fractures in US. *The American Journal of Clinical Nutrition*, [s. l.], v. 77, n. 1, p. 257-65, jan. 2003. Disponível em: https://doi.org/10.1093/ajcn/77.1.257. Acesso em: 26 jan. 2023.

42 PINHEIRO, Marcelo M. *et al*. Clinical risk factors for osteoporotic fractures in Brazilian women and men: the Brazilian Osteoporosis Study (BRAZOS). *Osteoporosis International*, [s. l.], v. 20, n. 3, p. 399-408, mar. 2009. Disponível em: https://doi.org/10.1007/s00198-008-0680-5. Acesso em: 26 jan. 2023.

As necessidades diárias de cálcio variam de pessoa para pessoa e em diferentes períodos da vida. Atualmente, o nível recomendado de cálcio na dieta de adultos é em torno de 1.000 mg/dia.

A infância é um período vital para o desenvolvimento ósseo. Como o cálcio é o principal constituinte do esqueleto, a oferta adequada desse nutriente vai assegurar um crescimento ósseo adequado. Além disso, é na infância que se aprende os bons hábitos alimentares que serão importantíssimos ao longo da vida.

Na criança saudável, as necessidades costumam ser bem-atendidas com um consumo diário de cerca de 800 mg de cálcio. Infelizmente, os dados mais recentes apontam que menos de 10% das crianças ingerem as quantidades adequadas desse nutriente, e justo numa fase em que o crescimento ósseo é mais expressivo.

Assim como na idade adulta a falta de cálcio no osso leva à osteoporose, nas fases iniciais da infância, essa carência, quando extrema, pode se manifestar sob a forma de raquitismo. A adolescência é outro momento importantíssimo para a adequada ingestão de cálcio. Além do crescimento mais rápido do esqueleto, é aqui que ocorre o pico de depósito desse mineral nos ossos. Quanto maior for a concentração de cálcio no esqueleto, menor será o risco de surgimento da osteoporose nas fases mais avançadas da idade.

No final da adolescência e no início da vida adulta, o ideal é que o consumo de cálcio seja em torno de 1.300 mg/dia. Sabemos que o conteúdo máximo de cálcio nos ossos vai se completar em torno dos 22 a 24 anos de idade. Por ser uma fase da vida crítica para a prevenção da osteoporose, uma oferta extra de cálcio poderá ajudar a aumentar a densidade do osso e proteger contra perdas de massa óssea na terceira idade. Esse fato fica especialmente desafiador quando constatamos que, entre os jovens, o consumo de leite e derivados vem diminuindo drasticamente nos últimos 50 anos, na mesma proporção que o de refrigerantes e bebidas adocicadas tem aumentado.

Na gravidez e lactação, quantidades iguais ou maiores que 1.500 mg/dia são necessárias para manter o equilíbrio correto, pois em tais circunstâncias, as mães precisam aumentar o consumo de cálcio. Aqui, além da saúde da mulher, o cálcio é essencial para a formação do esqueleto do feto e para a produção do leite que irá alimentá-lo após o nascimento. Nesses períodos, se a dieta for pobre em cálcio, o uso de suplementos é fortemente recomendado.

No período pós-menopausa, além da maior necessidade, aparecem dificuldades na absorção desse nutriente, e ofertas generosas, como 2.000 mg/dia, estão sendo recomendadas pelos especialistas. A suplementação pode ser um meio de atingir as cotas necessárias.

A principal fonte de cálcio na alimentação é o leite e seus derivados. Nesse grupo de alimentos, ele se encontra prontamente disponível para a absorção. No grupo das carnes, as melhores fontes são as sardinhas, quando consumidas com seus ossos, e o salmão. Vegetais verdes e de folhas largas, como brócolis, couve, repolho e folhas de mostarda, também são boas fontes desse nutriente.

Fonte de cálcio nos alimentos[43]		
Alimento	Quantidade	Total de cálcio (mg)
Queijo muçarela	100 g	739
Queijo cheddar	100 g	728
Folhas de couve cozidas	1 xícara	357
Iogurte com baixo teor de gordura, com fruta	1 xícara	345
Leite desnatado	1 xícara	302
Pudim de baunilha	1 xícara	236
Leite gelado em caixinha	1 xícara	274
Tofu	½ xícara	258
Sardinha crua	100 g	195
Folhas de hortelã	100 g	184
Sorvete de baunilha	1 xícara	176
Castanha-do-pará	100 g	172
Ricota	¼ xícara	167
Farinha de aveia	¾ xícara	163
Queijo *cottage*, com 2% de gordura	1 xícara	155
Espinafre cozido	¼ xícara	138
Coentro	100 g	110
Leite em pó sem gordura	2 colheres de sopa	104

[43] Tabela Brasileira de Composição de Alimentos (TBCA). Universidade de São Paulo (USP). Food Research Center (FoRC). Versão 7.2. São Paulo, 2023. Disponível em: http://www.fcf.usp.br/tbca. Acesso em: 05 abr. 2023.

Fonte de cálcio nos alimentos		
Alimento	**Quantidade**	**Total de cálcio (mg)**
Amêndoas	¼ xícara	92
Feijões brancos assados	½ xícara	64
Pescada	100 g	62
Cenoura amarela crua	100 g	56
Folhas frescas de mostarda cozidas	½ xícara	52
Laranja	Tamanho médio	52
Acelga fresca cozida	½ xícara	47
Cereja	100 g	40
Brócolis frescos cozidos	½ xícara	36
Manga espada	100 g	34
Pão de trigo integral	1 fatia	20
Beterraba cozida	100 g	27
Queijo cremoso	1 colher de sopa	23
Farinha de aveia cozida	1 xícara	19
Goiaba vermelha	100 g	17
Banana prata crua	100 g	15
Carne de boi cozida	100 g	13
Macarrão cozido	1 xícara	10
Tomate maduro	100 g	9
Peito de frango assado	100 g	15
Maçã vermelha crua	100 g	7

Novos estudos mostram que a importância do cálcio vai bem além dos ossos e das funções conhecidas. Quando consumido juntamente com uma alimentação saudável e um estilo de vida ativo e positivo, ele ajuda a diminuir a pressão sanguínea em hipertensos e melhora o perfil das gorduras no sangue. Essas melhoras poderiam reduzir as doenças cardíacas em 20 a 30%.

DICAS PARA PREVENIR A OSTEOPOROSE

A osteoporose pode ser uma doença muito debilitante, mas, como já vimos, ela realmente pode ser prevenida e evitada. Eis algumas dicas para tornar isso possível:

- ✓ Beba leite e seus derivados, principalmente leite desnatado ou semidesnatado, iogurtes e queijos com baixo teor de gordura. Será melhor ainda se esses produtos forem fortificados com vitamina D.

- ✓ Coma mais peixes. As sardinhas e o atum enlatados podem ser consumidos com seus ossos ou espinhas, que são ricos em cálcio.

- ✓ Coma saladas. As folhas verdes possuem boas quantidades de cálcio, além de potássio e vitamina K.

- ✓ Inclua soja na sua dieta. Além de cálcio, a soja possui fitoestrógenos, que parecem poder ajudar na manutenção da massa óssea.

- ✓ Consuma cebolas. Num estudo com roedores machos, aqueles que receberam 1 g de cebolas desidratadas diariamente apresentaram 20% na redução do processo de rareamento dos ossos[44].

- ✓ Pratique atividade física regularmente. Além de reduzir a perda de massa óssea, o exercício adequado vai aumentar a sua flexibilidade, melhorar a postura e o equilíbrio — e um bom equilíbrio é uma arma poderosa para prevenir fraturas em qualquer idade.

- ✓ Invista na prevenção e no diagnóstico precoce. Peça para o seu médico incluir na sua avaliação clínica exames que informem como está a densidade óssea e o conteúdo de cálcio e minerais no seu esqueleto.

- ✓ Evite o fumo. Entre pessoas na faixa dos 80 anos de idade, os fumantes têm 10% menos densidade mineral óssea e um risco 50% aumentado de sofrer uma fratura patológica de quadril em comparação com não tabagistas.

- ✓ Evite bebidas alcoólicas em excesso. O abuso de álcool prejudica a absorção adequada de cálcio proveniente da dieta.

---

44 MUHLBAUER, Roman C.; LI, Feng. Fourteen vegetables significantly inhibit bone resorption in rats. *Nature*, [s. l.], v. 401, p. 343-4, 1999.

✓ Adote medidas para reduzir o estresse e a depressão. Em situações de fadiga, estresse ou depressão clínica, ocorre um nítido aumento da produção de cortisol, o hormônio relacionado com o estresse, que retira o cálcio e outros minerais do esqueleto.

CONCLUSÃO

Além de ser o principal constituinte dos nossos ossos e dentes, o cálcio é um mineral fundamental para a manutenção de várias funções do organismo, tais como a contração muscular, a regulação dos batimentos cardíacos, a coagulação do sangue e a transmissão dos impulsos nervosos. Ele também afeta o transporte de substâncias através da membrana celular, da liberação de neurotransmissores e da secreção de hormônios como a insulina, por exemplo.

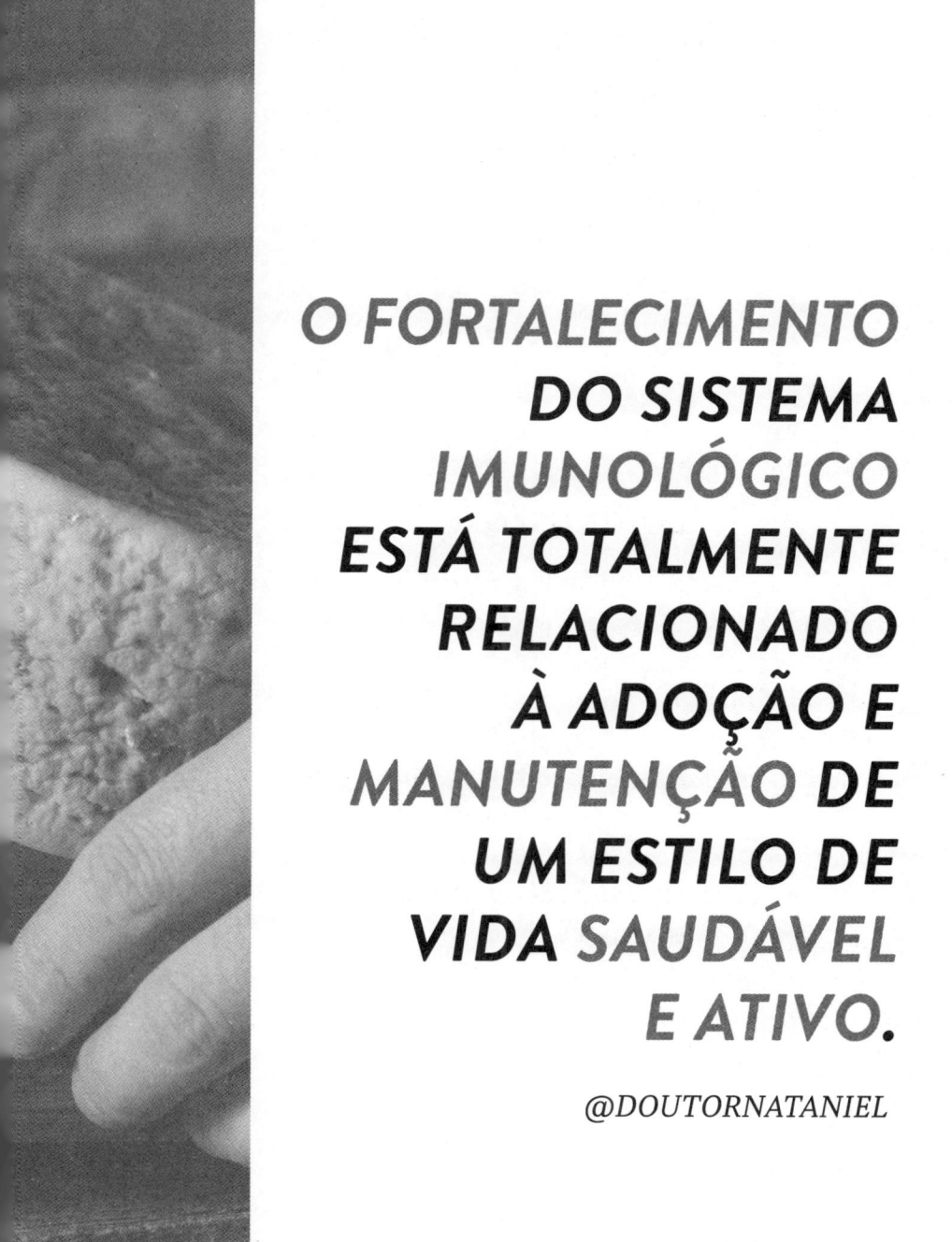

O FORTALECIMENTO DO SISTEMA IMUNOLÓGICO ESTÁ TOTALMENTE RELACIONADO À ADOÇÃO E MANUTENÇÃO DE UM ESTILO DE VIDA SAUDÁVEL E ATIVO.

@DOUTORNATANIEL

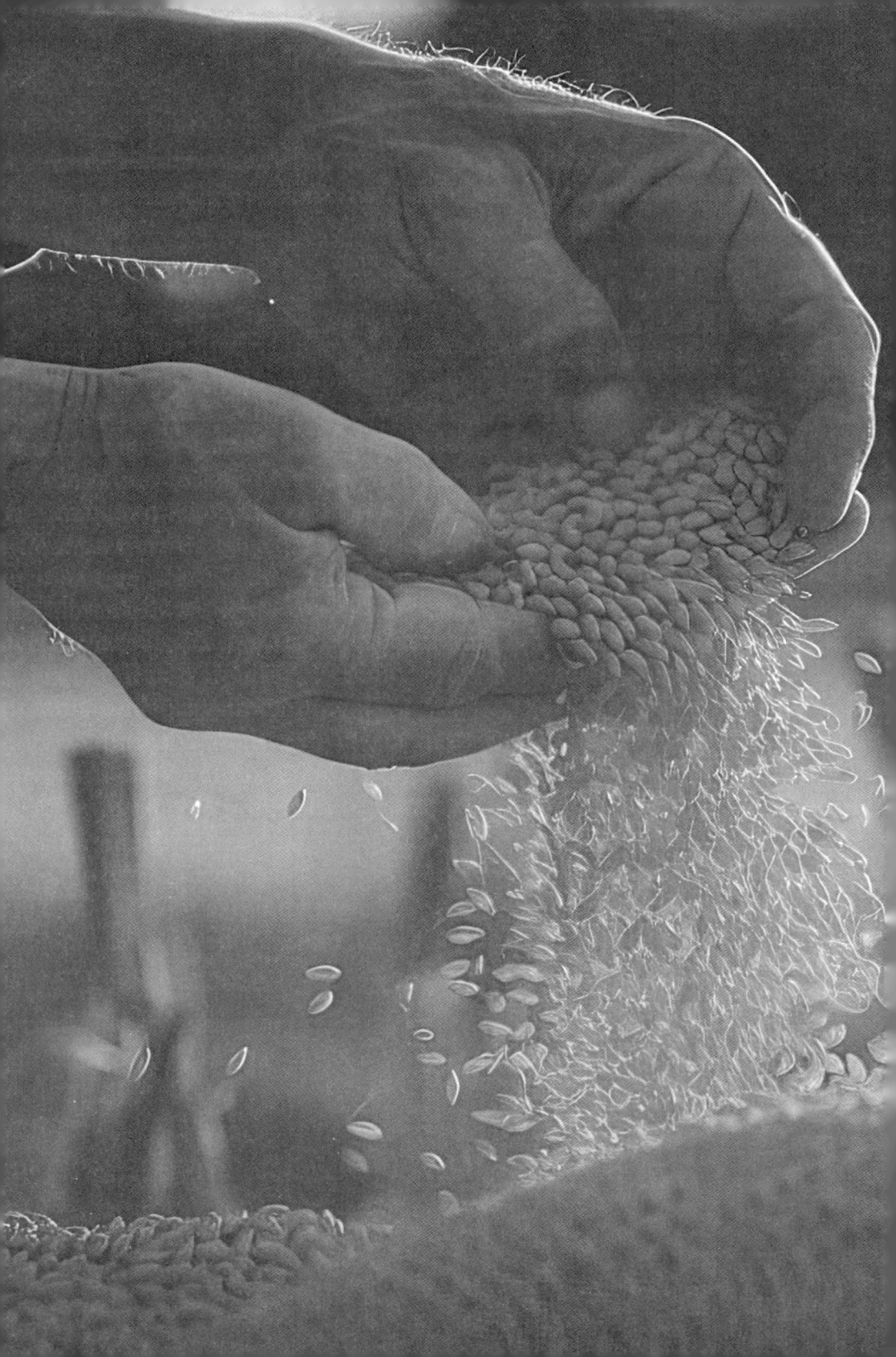

POR QUE É IMPRESCINDÍVEL ACRESCENTAR FIBRAS À SUA ALIMENTAÇÃO?

>>>>>>>>>>>>>>>>>>>

De todos os nutrientes, as fibras talvez sejam os menos compreendidos, tanto pela ciência como pelas pessoas em geral. Elas não são absorvidas: passam pelo tubo digestivo praticamente sem sofrer alterações, mas, mesmo assim, são vitais para a saúde e a boa nutrição. Geralmente compõem as partes de plantas ou algas que não são digeridas, como as cascas dos cereais, os talos das verduras e as polpas das frutas, somente para citar alguns exemplos. Existem dois tipos de fibras: as solúveis e as insolúveis em água.

As fibras solúveis, quando em contato com os líquidos, formam um gel suave que facilita a passagem dos alimentos pelo trato gastrointestinal. Elas, porém, retardam a absorção de carboidratos e de certas gorduras, como o colesterol. As principais fontes de fibras solúveis são as frutas e verduras, com destaque para as maçãs, laranjas, cenouras e leguminosas, além de aveia e cevada.

As fibras insolúveis absorvem a água, tornando o bolo fecal mais pastoso e volumoso. Elas exercem um papel fundamental na regularidade do hábito intestinal e também no conforto da evacuação. Crianças e adultos com dietas pobres em fibras insolúveis, o que infelizmente é muito comum em nosso meio, possuem fezes endurecidas, que causam muita dor na hora de serem eliminadas. As crianças inconscientemente e os adultos conscientemente adiam a evacuação por medo de sentir dor, e o resultado são fezes ainda mais duras. Esse círculo vicioso somente pode ser interrompido ou prevenido com a inclusão de alimentos ricos em fibras insolúveis. As principais fontes estão nos cereais integrais, nos feijões e em outras verduras.

Para a Academia Americana de Pediatria, crianças acima de 2 anos devem ingerir de 5 a 10 g de fibras diariamente, somadas à sua idade — por exemplo, uma criança de 10 anos deve ingerir diariamente de 15 a 20 g de fibras. Para crianças abaixo de 2 anos não há uma recomendação específica, sendo que nos primeiros 6 meses de vida deve ser oferecido somente leite materno, e só depois dessa idade é que se deve fazer a introdução de frutas, verduras, legumes e outros alimentos saudáveis contendo fibras, conforme a aceitação.

Diversos estudos, em várias populações, mostram que grande parte das crianças não ingere as quantidades recomendadas de fibra. Um estudo feito no Rio de Janeiro com crianças entre 8 e 10 anos revelou que elas ingerem em média de 3,4 a 4,8 g de fibra por dia, uma quantidade muito longe do mínimo ideal mencionado anteriormente[45].

---

45 HU, Frank B. Resolved: there is sufficient scientific evidence that decreasing sugar-sweetened beverage consumption will reduce the prevalence of obesity and obesity-related diseases. *Obesity Reviews*, [s. l.], v. 14, p. 606-19, ago. 2013. Disponível em: https://doi.org/10.1111/obr.12040. Acesso em: 26 jan. 2023.

Pais, familiares, professores, imprensa, governantes e as próprias crianças deveriam ser educadas pelos profissionais da saúde sobre a importância das fibras. Além da alimentação tradicional, a merenda escolar seria uma ótima janela de oportunidade para reforçar a ingestão desse nutriente pelo público infantil. Alimentos ricos em fibras, como hortaliças, frutas, grãos (pipoca, amendoim) e cereais integrais devem ser incluídos na dieta diariamente.

Mesmo assim, para atingir a recomendação adequada para cada faixa etária, algumas vezes será necessário incluir suplementos de fontes de fibra à alimentação. Existem disponíveis no mercado suplementos destinados especialmente para as crianças e que são muito bem-aceitos por elas, pois não alteram a textura e nem o sabor dos alimentos.

Por outro lado, é bom lembrar que fibras em excesso também podem causar problemas. Em raríssimas vezes, crianças que ultrapassam em muito a ingestão recomendada podem ter dificuldades na absorção intestinal de carboidratos, minerais e vitaminas.

As fibras são muito importantes para todas as mulheres em todos os períodos da vida, porém são ainda mais vitais durante a gestação. Mais de 30% das gestantes sofrem com a constipação. Nunca é demais ressaltar a importância de uma alimentação saudável e equilibrada durante os nove meses de gravidez. Praticar atividade física, tomar água na quantidade adequada e ingerir 25 a 30 g de alimentos ricos em fibras ou suplementos são medidas capazes de promover grande alívio dos sintomas desconfortáveis causados pela prisão de ventre na gestação.

A recomendação atual para adultos é de 25 a 35 g de fibras por dia. Basta uma simples olhada no cardápio da maioria das pessoas para ver que a ingestão da população geralmente fica muito longe da considerada ideal. Segundo a Pesquisa de Nutrição e Dieta do Reino Unido, 87% dos homens e 92% das mulheres estudados nessa região não ingeriam a quantidade recomendada diariamente. Como já mencionado, no Brasil, a Pesquisa de Orçamento Familiar (POF) verificou que a média nacional de ingestão de fibras é de 15 g por dia, um valor muito abaixo do mínimo de 25 g recomendado diariamente para os adultos.

A baixa ingestão de fibras está associada a muitos agravos para a saúde, como constipação, hemorroidas, síndrome do intestino irritável, diverticulites, alguns tipos de câncer, como o de reto, cólon, mama, bem como doenças do coração e dos vasos sanguíneos, para citar alguns.

A constipação intestinal ou prisão de ventre é uma das queixas mais comuns em consultórios médicos e mais ainda fora deles, pois mesmo sendo um dos problemas de saúde mais frequentes na população, ainda existe muita gente que somente procura um médico ou nutricionista quando o sofrimento já é muito grande. O Brasil é um dos países onde mais se vende laxantes e outros tipos de medicamentos para constipação. É muito importante lembrar que em médio e longo prazo, esses remédios somente pioram o problema. Nunca é demais repetir que tomar medicamentos sem indicação de um médico é muito perigoso para a saúde. Laxantes são exemplos muito sérios dessa verdade.

A constipação pode ser conceituada como evacuação difícil, dolorida, com fezes duras e em pequena quantidade, numa frequência menor do que duas vezes por semana, sempre com muito desconforto para a pessoa. Esse sofrimento causado pela dificuldade em evacuar trará grandes prejuízos para a saúde em geral, mas principalmente para a qualidade de vida de quem não possui um bom funcionamento do intestino. Mulheres com constipação referem grande perda de satisfação nas suas relações afetivas e também na sua sexualidade. Somente esse dado isolado já seria um motivo mais do que suficiente para corrigir o consumo de fibras e melhorar a saúde do intestino. Mulheres com o intestino saudável são mais felizes, e mulheres felizes transformam o mundo num lugar muito mais feliz!

O intestino é o local do nosso corpo com mais terminações nervosas e neurônios, excluindo o sistema nervoso central. A serotonina, neurotransmissor da saciedade e do bem-estar, é produzida, em sua maior parte, nas terminações nervosas dos intestinos, e não nas do cérebro, como até bem pouco tempo se acreditava. Tudo isso fez com que o intestino passasse a ser conhecido como "O Segundo Cérebro". Melhorar a saúde intestinal, com a correta ingestão diária de fibras, além de outras medidas detalhadas a seguir, melhora o humor, a alegria de viver e a qualidade das relações afetivas entre as pessoas.

DICAS PARA PREVENIR A CONSTIPAÇÃO

✓ Mantenha uma alimentação saudável e rica em fibras, consumindo de 25 a 30 g por dia (frutas, verduras, legumes e cereais).

✓ Faça refeições regulares (café da manhã, almoço, jantar e três lanches saudáveis) e coma devagar, mastigando bem os alimentos.

✓ Evite a ingestão em excesso de alimentos constipantes, como massas e biscoitos com farinhas refinadas, batata, chocolate e queijos.

✓ Cogite utilizar um suplemento de alta qualidade, com fontes de fibras solúveis, insolúveis e prebióticos. Ingerir de 25 a 35 g de fibra por dia, todos os dias, é muito difícil, mesmo para quem já come de forma saudável.

✓ Beba líquidos em abundância. Inclua em sua dieta muita água e sucos naturais feitos na hora, com a polpa da fruta e sem açúcar. A quantidade vai variar conforme a temperatura do ambiente e o tipo de atividade física praticada.

- ✓ Vá ao banheiro sempre que tiver vontade. Ao deixar para depois, as fezes podem ficar secas e endurecidas, difíceis de serem eliminadas. O intestino pode e deve ser educado. Tenha uma rotina de horários para evacuar.

- ✓ Evite o uso de laxantes, pois eles podem causar um efeito irritativo no intestino, sem regular sua função. Utilize medicamentos somente com orientação médica.

- ✓ Faça exercícios físicos com regularidade. Evite ficar muito tempo sentado, principalmente após as refeições.

- ✓ Por controlar a velocidade da absorção de glicose do intestino para a corrente sanguínea, as fibras são importantes na prevenção e no controle do diabetes. Podemos compreender melhor esse fato entendendo como o conteúdo de fibras num alimento irá influenciar o seu índice glicêmico, que, como já vimos, é a sua capacidade de aumentar os níveis de glicose no sangue.

Um copo de suco de laranja possui um índice glicêmico alto, o que significa que ao ser ingerido, as taxas de açúcar no sangue aumentam rapidamente. Isso provoca uma liberação de insulina pelo pâncreas, que fará com que as doses de açúcar voltem a baixar na corrente sanguínea. Quando comemos uma laranja com o bagaço, essa variação brusca não ocorre, pois a laranja com a polpa tem um baixo índice glicêmico. A diferença entre a laranja e o suco é exatamente a quantidade de fibras, ficando, assim, evidente o papel desse nutriente no metabolismo dos carboidratos.

As fibras também são importantes no metabolismo das gorduras. Quando ingerimos alimentos gordurosos, esses lipídios são digeridos pelos sais biliares. Essa mistura de sais biliares com gordura vai ser mais facilmente eliminada nas fezes pela ação das fibras, resultando numa redução das taxas de colesterol e triglicerídeos no sangue. É por isso que reduzir a ingestão de alimentos gordurosos e aumentar a ingestão de fibras é tão positivo para a saúde cardiovascular.

Normalmente, os alimentos ricos em fibras necessitam de mais tempo para serem mastigados. Isso retarda o processo de alimentação, promove uma melhor digestão e resulta numa maior sensação de plenitude e saciedade, o que, em última análise, reduz a ingestão total de calorias, facilitando o controle do peso.

Muito se tem falado sobre a relação da dieta, fibras e câncer de cólon e reto. Hoje sabemos que pessoas com dietas predominantemente compostas por alimentos refinados e de origem animal, pobre em fibras, têm uma incidência aumentada dessa doença. Nesses casos,

BÔNUS 9!

Um material exclusivo foi preparado para você. Acesse o QR Code da página 223 e aproveite!

um bolo alimentar com muito colesterol e outras gorduras passam muito lentamente pelo intestino. Esse conjunto de fatores resulta em uma grande produção de substâncias cancerígenas pelas bactérias que vivem no cólon. Além disso, o trânsito intestinal lento, com muito tempo de contato das fezes com a mucosa, resulta em fatores que favorecem o surgimento de pólipos e outras lesões, que também podem evoluir para uma doença maligna.

Nosso intestino possui bactérias boas, que não causam doenças, e aquelas que são nocivas à saúde. Antigamente, o conteúdo de bactérias presentes no intestino era conhecido como flora intestinal, e hoje se sabe que ali vivem dez bactérias para cada célula do nosso corpo. Assim, se assumirmos que no corpo humano existem cerca de 10 trilhões de células, então chegamos ao fantástico número de 100 trilhões de microscópicas formas de vida habitando nosso sistema digestório! Esse verdadeiro universo microscópico tem uma importância extremamente marcante para a nossa saúde, além de que o conteúdo genético dessa população de bactérias é muito maior do que o nosso. Temos muito mais gene de bactérias, vírus e fungos em nosso organismo do que gene humano. Por isso, hoje, o termo "microbioma" é considerado mais adequado para designar essa população de microsseres que vivem dentro das nossas vísceras.

E como é que esses 100 trilhões de bactérias simplesmente não nos devoram? A resposta está na capacidade do microbioma em regular todo o nosso sistema imunológico. Nossa habilidade de proteção contra vírus, fungos e bactérias invasoras está diretamente ligada à qualidade e ao equilíbrio da flora bacteriana intestinal. A vida intrauterina não apresenta bactérias vivendo nos intestinos, porém, nas primeiras 48 horas de vida, esse número já chega bem perto dos dez micro-organismos para cada célula do corpo.

Quando o parto é do tipo vaginal, as primeiras bactérias que irão colonizar o bebê serão as que estão presentes na mãe. Quando o parto é do tipo cesáreo, as primeiras bactérias que vão habitar o corpinho do recém-nascido são as bactérias do hospital. Além disso, receber o maravilhoso leite materno, fonte de prebióticos — substâncias derivadas das fibras e que servem de alimento para as bactérias boas do microbioma — e probióticos — alimentos ou suplementos que contém bactérias vivas e que fazem parte da flora intestinal saudável —, será um fator determinante para o tipo de microbioma desse bebezinho. Finalmente, o uso de antibióticos no início da vida também vai influenciar dramaticamente na qualidade do microbioma.

Se teoricamente fosse possível colocar esse conjunto de 100 trilhões de bactérias, uma por uma, numa balança, constataríamos que o nosso microbioma pesa de 1,5 a 2 kg. Muita gente fica bem feliz com essa informação. Da próxima vez que você subir numa balança para se pesar, lembre-se que 1,5 a 2 kg não lhe pertencem, pois é o peso do seu microbioma!

E por falar em balança, estudos muito recentes demonstraram que as bactérias que vivem no trato digestivo de pessoas obesas e diabéticas são muito diferentes daquelas encontradas em pessoas com peso saudável.

O Projeto Microbioma Humano, financiado pelo Instituto Nacional de Saúde dos EUA (NHI, em inglês), é uma colaboração entre os maiores centros de sequenciamento e dezenas de outras instituições de pesquisa de vários países. Dentre as inúmeras descobertas científicas que esse projeto está gerando, uma é absolutamente revolucionária: indivíduos com menor diversidade de bactérias no microbioma tendem a ser mais obesos, armazenarem mais gordura no fígado e responderem pior às dietas para controle de peso. Por outro lado, pessoas saudáveis têm mais bactérias do gênero bacteroidetes, enquanto a microflora de obesos e diabéticos é mais habitada pelas do gênero firmicutes.

Uma experiência muito esclarecedora sobre o papel do microbioma no metabolismo foi feita com ratinhos de laboratório que não apresentam nenhuma bactéria no interior dos intestinos. Quando essas cobaias livres de germes recebiam fezes com bactérias de ratinhos obesos, elas engordavam, e quando elas recebiam transplante de fezes de ratinhos magros, não engordavam ou até mesmo emagreciam[46].

Com base nesses estudos, podemos afirmar que se modificarmos o microbioma de uma pessoa, podemos melhorar sua composição corporal e, em consequência, sua saúde como um todo. As bactérias do microbioma, em última análise, se alimentam de fibras. O microbioma de pessoas obesas e diabéticas se alimenta das fibras (ou da ausência delas) encontradas nos hambúrgueres, bacon, batata frita, refrigerantes, biscoitos etc. O microbioma de pessoas saudáveis e com peso adequado se alimenta com as fibras prebióticas, como citado anteriormente.

---

46 PROCTOR, Lita M. *et al*. The integrative human microbiome project. *Nature* [s. l.], v. 569, p. 641-648, maio 2019. Disponível em: https://doi.org/10.1038/s41586-019-1238-8. Acesso em: 05 abr. 2023.

Uma última palavra sobre fibras, prebióticos, probióticos e simbióticos: eles são extremamente saudáveis para o organismo como um todo, mas vão adiantar muito pouco para quem abusar dos alimentos ricos em gorduras, açúcares ou muito calóricos.

Somente com uma dieta saudável, equilibrada, variada, rica em frutas e verduras coloridas, cuidando da boa hidratação do corpo e da pele, e fazendo exercícios de forma rotineira é que podemos aproveitar ao máximo o benefício de todos esses nutrientes.

CONCLUSÃO

As fibras ajudam a promover a saúde e a regularidade do intestino. Elas melhoram a fermentação do conteúdo fecal, participam do crescimento saudável da mucosa intestinal e atuam nos processos que controlam a velocidade com que as gorduras e os açúcares são absorvidos pelo trato digestório. As fibras prebióticas servem de alimento para as bactérias benéficas que vivem no trato intestinal e que formam nosso microbioma. Além disso, alimentos ricos em fibras proporcionam mais saciedade do que aqueles que são pobres nesse quesito

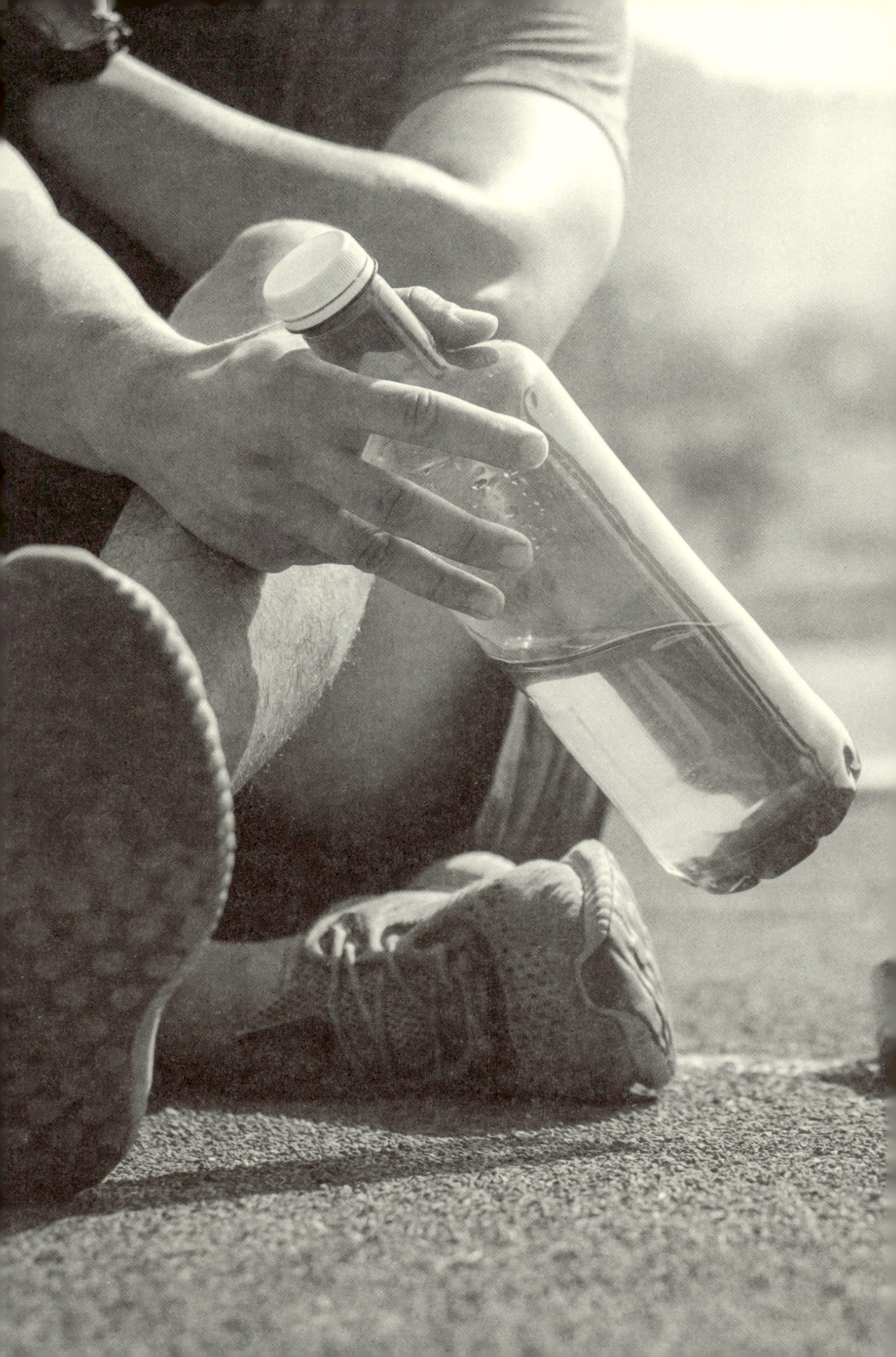

POR QUE É ESSENCIAL SE HIDRATAR?

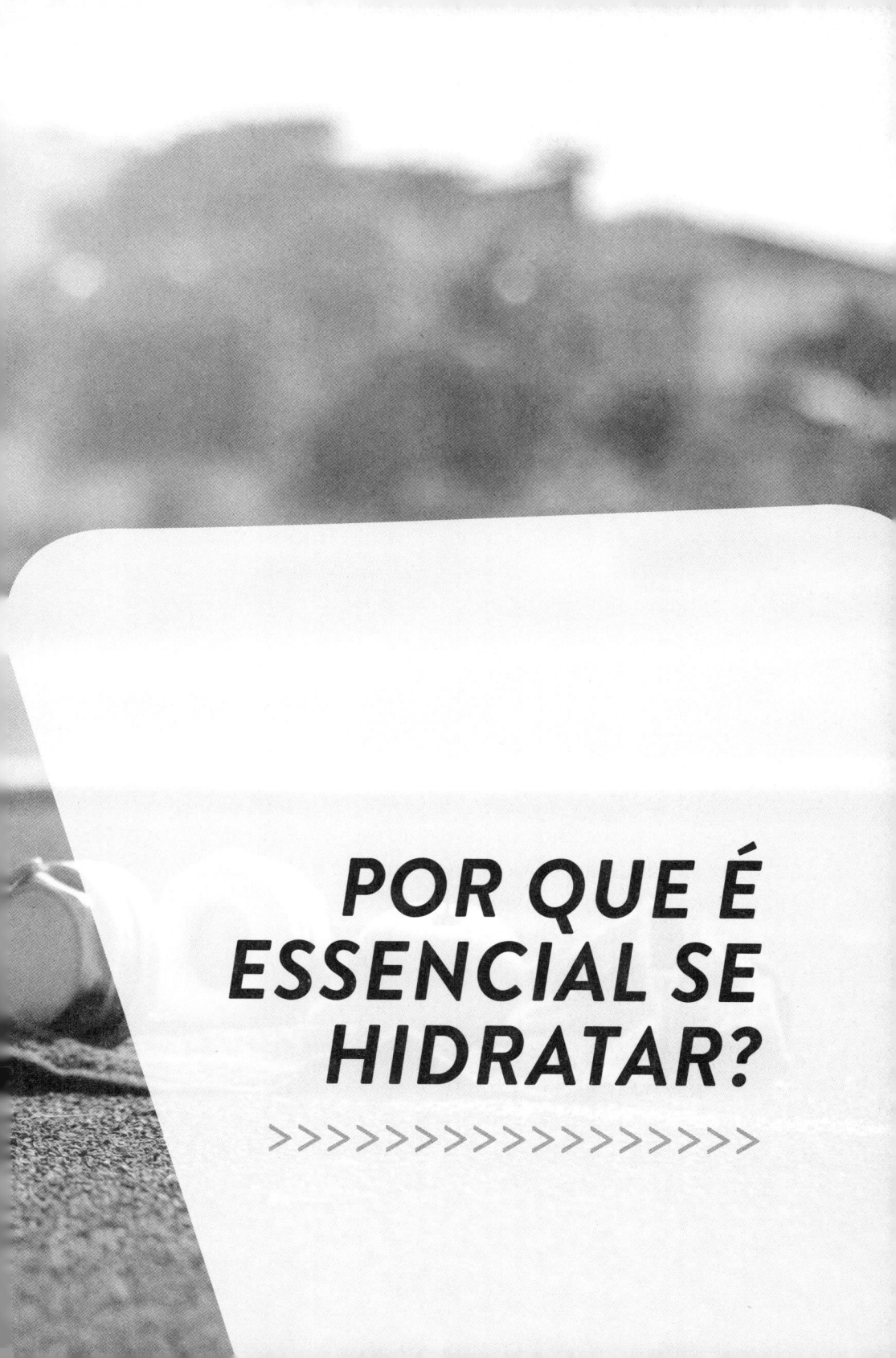

>>>>>>>>>>>>>>>>>>>>

Através do suor, da urina, das fezes e da própria respiração, estamos perdendo água a todo o instante. Para cada 2 L de água que o organismo elimina, aproximadamente 1,2 L é através da urina, 0,15 L é pelas fezes, 0,15 L é pela transpiração e 0,5 L é pelo suor — mas é claro que esses índices podem variar de acordo com a temperatura do ambiente e com o nível de atividade física praticada.

Para atingir o equilíbrio hídrico, é necessário repor a quantidade perdida. Se ingerirmos menos do que eliminamos, vamos sofrer de desidratação em maior ou menor grau. O mais importante aqui é adquirir o hábito de ingerir água constantemente, tanto pura quanto na forma de bebidas de baixa caloria, como chás, sucos naturais ou alimentos como frutas e vegetais frescos. Quanto mais água estiver presente em um alimento, mais saudável e de baixas calorias ele costuma ser. Com raras exceções, essa regra não costuma falhar.

Quando falta água no organismo, os sinais e sintomas mais comuns são fadiga, dor de cabeça, cãibras, constipação e pele seca. Na maioria das vezes, o hábito de ingerir água várias vezes ao longo do dia previne esses desconfortos. A sede é um indicador tardio, ou seja, quando sentimos sede, é sinal de que já existe uma falta de água no organismo. Pessoas idosas e crianças pequenas não têm sensibilidade boa para a sede e podem ficar seriamente desidratados, com grandes prejuízos para a saúde, sem nem mesmo se darem conta disso. Nunca é demais repetir que beber água é um hábito que se adquire e se cultiva ao longo da vida, e que esperar sentir sede para ingerir líquidos é um grande erro. Tomar um copo de água ao se levantar e antes de deitar, antes das principais refeições, e ter uma garrafa com água ou sua bebida à base de chá verde sem açúcar perto de você são dicas que ajudam na melhor hidratação ao longo do dia.

Uma pergunta muito frequente é se devemos ou não beber água ou outros líquidos durante as refeições. A resposta não é simples e vai depender de vários fatores, principalmente de hábitos culturais. Pessoas que sentem a necessidade de tomar muito líquido junto com a comida, geralmente são aquelas que bebem pouca água nos intervalos das refeições. Corrigir esse erro já é o primeiro passo para equilibrar o consumo.

O que sabemos é que ingerir líquidos durante o almoço ou jantar modifica a saciedade. Isso quer dizer que quando ingerimos alguma bebida durante a refeição, comemos mais do que normalmente comeríamos se somente tivéssemos tomado essa bebida antes ou depois da comida. Além disso, alguns estudos mostram que bebidas junto com os alimentos poderiam interferir de forma negativa nos processos digestivos, diluindo os ácidos e as enzimas presentes no estômago e no intestino, trazendo um desconforto abdominal e uma pior assimilação dos nutrientes.

Outro grande desafio relacionado à hidratação é a quantidade de calorias que estão camufladas nas bebidas que as pessoas ingerem, pensando apenas em matar a sede, se refrescar etc. Algumas das bebidas ingenuamente consumidas na rua podem ser muito calóricas. Por exemplo, um copo de café gourmet de 300 ml, com leite, chocolate, creme e açúcar, pode conter 400 kcal. Um copo ou lata de refrigerante, muito utilizado pelas pessoas para matar a sede, costuma apresentar um conteúdo energético de 300 kcal. E aquele copo de cerveja ou chope que cai tão bem em dias quentes possui cerca de 200 kcal. Calorias extras, que podem ser prejudiciais para o controle de peso de muitas pessoas, são inadvertidamente ingeridas dessa forma.

Por isso, sempre que possível, devemos ingerir água na sua forma mais pura ou na forma de bebidas refrescantes e de baixa caloria. Hidratar sempre, porém sem acrescentar calorias escondidas e não programadas. Vários estudos são unânimes em apontar as bebidas adocicadas como uma das principais vilãs da epidemia global de obesidade. Pela legislação vigente no Brasil, sempre que uma bebida possuir menos que 10 kcal por porção, os agentes regulatórios permitem que o fabricante coloque no rótulo que ela é uma bebida zero caloria ou zero cal! Devemos prestar atenção nesse fato também.

Deixei para o final do capítulo a resposta à pergunta que você deve estar se fazendo: "Afinal, quanto de água ou líquidos de baixa caloria devo tomar por dia?".

Muitos especialistas recomendam um mínimo de oito copos de água diários, outras sugestões variam de 2 a 4 L todos os dias. É muito fácil de entender que uma pessoa que vive numa região fria vai precisar de uma menor quantidade diária de água do que aquela que vive nos trópicos. Além disso, quem trabalha ao ar livre, fazendo esforço físico, vai necessitar de mais hidratação do que aquele que trabalha num escritório com ar-condicionado, por exemplo.

Uma maneira bastante prática e precisa para avaliar o nível de hidratação é observar a cor e o odor da nossa urina. Se ela está muito escura, concentrada, precisamos aumentar nossa ingestão de líquidos. O mesmo vale para o odor. Quando a urina está clarinha, leve e suave, significa que nosso consumo de água está adequado.

CONCLUSÃO

Nosso corpo é composto por 70% a 80% de água, que está presente dentro e fora das células. A água transporta os nutrientes para todas as células, participa da oxigenação dos tecidos, participa da excreção e eliminação de impurezas metabólicas pela pele, rins e intestinos, e é muito importante para o bom funcionamento desses órgãos. A água lubrifica e hidrata os tecidos, proporcionando flexibilidade e mobilidade, além de regular a temperatura corporal. Quase todas as reações químicas que acontecem dentro e fora das nossas células acontecem na presença da água corporal.

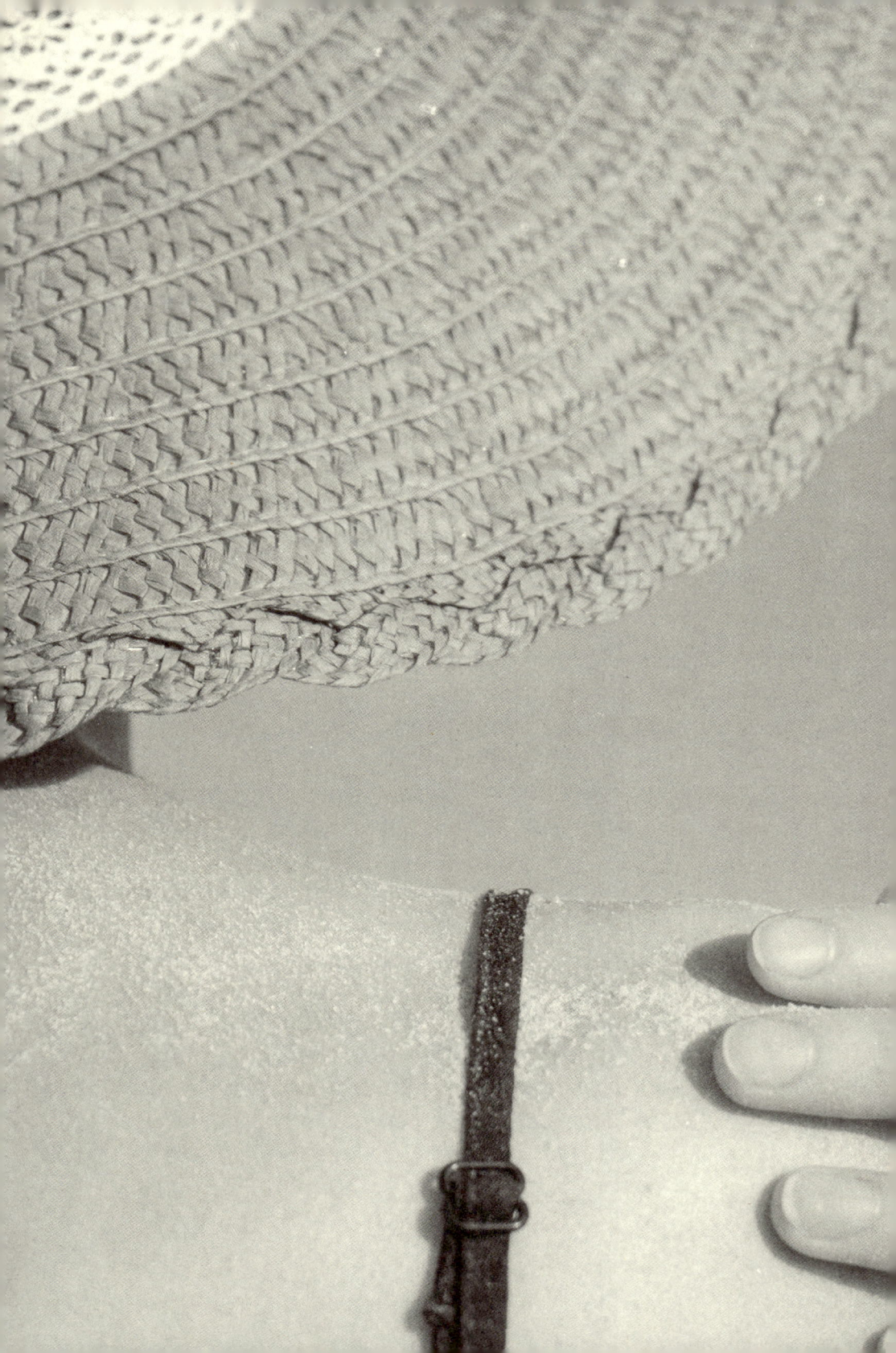

POR QUE É BENÉFICO CUIDAR DA PELE?

>>>>>>>>>>>>>>>

A pele constitui-se numa barreira biológica que protege o organismo contra agressões externas, além de exercer importantes funções no controle da temperatura corporal, no controle da hidratação e na excreção de toxinas através do suor.

Através das suas camadas e estruturas, a pele é vital na regulação da temperatura corporal. Os vasos sanguíneos presentes na camada logo abaixo da pele, também chamada de camada subcutânea, contraem-se com o frio e dilatam-se com o calor, controlando as perdas de calor. Os folículos pilosos têm músculos em sua raiz, que fazem com que os pelos fiquem eriçados com o frio (arrepios) e, assim, aprisionem bolhas de ar junto à pele, o que também diminui as perdas de calor corporal. As glândulas sudoríparas secretam o suor, cuja evaporação diminui a temperatura superficial do corpo. A presença de tecido adiposo subcutâneo protege contra o frio, uma vez que a gordura é um bom isolante térmico.

A pele possui a importantíssima função do tato. As terminações nervosas sensitivas nos informam constantemente sobre as condições do meio externo, permitindo que o nosso corpo esteja em equilíbrio com o ambiente. O toque, o carinho e o contato da pele com pele são estratégias da evolução que têm garantido a sobrevivência da nossa espécie. Do ponto de vista romântico, a pele é um órgão de expressão do amor, seja entre pais e filhos ou entre duas pessoas enamoradas.

ESTRUTURA

A pele apresenta três camadas: epiderme, derme e hipoderme. As duas mais externas são a epiderme e a derme. A hipoderme, ou tecido subcutâneo, é uma terceira camada que fica logo abaixo da derme. É a camada mais profunda e que contém uma camada de gordura, abriga vasos sanguíneos e nervos. Esse é o tecido que faz a ligação da pele com os músculos e outros tecidos do corpo.

A derme apresenta vasos sanguíneos e nervos de menor calibre, assim como os pelos, os fios de cabelo e as glândulas sebáceas, que produzem uma substância oleosa que serve para lubrificar as camadas mais externas da epiderme. Essa oleosidade, que vem de dentro para fora, oferece uma barreira de proteção contra agentes agressores. Quando esse revestimento produzido pelas glândulas sebáceas está diminuído, a pele fica mais vulnerável. Quando ele é secretado em excesso, a pele fica oleosa, podendo causar acne e outras patologias.

Já a epiderme é constituída por múltiplas subcamadas. As células são criadas no nível mais inferior e estão se movimentando constantemente em direção à superfície, onde, depois, ocorre uma descamação natural que faz com que sejam eliminadas para fora do corpo. Esses movimentos de dentro para fora formam uma espécie de correnteza, o que é muito eficaz para evitar que elementos microscópicos invadam o nosso corpo. É aqui na epiderme que acontecem as principais ações que espelham os bons cuidados com a nossa pele, tanto de dentro para fora como de fora para dentro.

Na prática, não existem diferenças entre a pele de todos os grupos étnicos humanos. A única distinção é que nos indivíduos de pele mais escura ocorre uma produção maior, pelos melanócitos, de um pigmento chamado de melanina, que ocorre em menor quantidade nos indivíduos de pele mais clara. No entanto, até mesmo o número de melanócitos é semelhante entre todas as pessoas de todas as nações.

Se entre indivíduos de grupos populacionais diferentes não existem grandes diferenças, as coisas não são assim tão democráticas no que diz respeito aos sexos. A pele das mulheres costuma ser bem mais delicada, menos oleosa e mais sensível que a dos homens. Fica evidente que essas diferenças na anatomia e fisiologia da tez de pessoas de sexos diferentes vão implicar em cuidados diferenciados, além da necessidade de desenvolver produtos com características apropriadas para cada tipo de pele.

A pele de diferentes partes do corpo também possui características diferentes entre si. A pele das pálpebras, por exemplo, é muito mais fina e delicada do que a pele da planta dos pés ou da palma das mãos. Evidentemente, os cuidados diários necessários para características tão distintas também terão que ser diferentes para regiões distintas do corpo.

NUTRIÇÃO E PROTEÇÃO

É muito importante entender que a nutrição e a hidratação da hipoderme e da derme acontecem pela circulação sanguínea. Os nutrientes e o oxigênio são conduzidos para essas camadas por uma rede de vasos capilares.

Já com a epiderme o mesmo não acontece. Essa camada mais externa não possui vasos sanguíneos. Se existissem veias e artérias aqui, todo o organismo ficaria mais sujeito a ser invadido por micro-organismos e, além disso, seria quase impossível manter a temperatura corporal equilibrada. Os nutrientes e o oxigênio chegam à epiderme por difusão a partir de vasos sanguíneos da derme, e é possível e desejável que a nutrição, a oxigenação e a hidratação da pele ocorram também de fora para dentro, como veremos em instantes.

Podemos usar o termo "nutrição interna" quando estamos nos referindo à nutrição que ocorre de dentro para fora, através da corrente circulatória e que chega ao sentido da hipoderme para a derme. E utilizamos a expressão "nutrição externa" para mencionar aqueles nutrientes que aplicamos na epiderme e que penetram através dos poros, até as camadas mais profundas da cútis.

Por ser a camada mais externa do corpo, a pele sofre agressões que chegam constantemente do meio externo. Vento, mudanças de temperatura, poluição, água do mar e de piscinas são alguns exemplos. Mas, sem dúvida, o maior agente agressor da nossa pele é o sol.

Na forma mais aguda, uma exposição ao sol sem proteção pode causar queimaduras, bolhas, manchas e até ser fator de risco para alguns tipos de câncer! Mas esse processo também ocorre numa forma mais lenta e mais profunda. O excesso de sol, sem que a pele esteja protegida, é responsável pelo envelhecimento precoce. Isso porque o sol produz dois tipos de raios ultravioletas que nos afetam: o UVA, que entra na camada mais profunda da pele, a derme; e o UVB, que atinge a superfície, a epiderme, e provoca vermelhidão e queimaduras (é o principal responsável pelo câncer de pele).

Os raios UVA, que penetram mais profundamente na derme, causam um processo inflamatório e depois uma retração nas fibras de elastina e colágeno, que são proteínas que dão sustentação e flexibilidade para a nossa cútis. Esse processo inflamatório é a causa das rugas e outras manifestações de envelhecimento precoce da pele.

Tanto para proteger contra as queimaduras, manchas e, principalmente, lesões malignas que ocorrem pela ação dos raios UVB na camada externa, e também para evitar os danos produzidos pelos raios UVA que envelhecem e causam rugas, é necessário usar um bom protetor solar. Quanto mais clara for a pele do indivíduo e quanto maior for a exposição ao sol, mais potente deverá ser esse produto. O mais importante aqui é ressaltar uma informação que bem pouca gente conhece e pratica: é vital aplicar o protetor solar cerca de 30 minutos antes de sair para o sol, pois esse é o tempo que ele leva para realizar o seu efeito máximo. Antes disso, a pessoa estará totalmente desprotegida.

CUIDADOS ESSENCIAIS

O sol é apenas um dos fatores de agressão à pele, pois, como já mencionado, existem muitos outros. Para que a nossa pele tenha uma aparência saudável, radiante e jovem, devemos tomar alguns cuidados.

Cuidar do que comemos ou bebemos

Pessoas com bons hábitos alimentares, com ingestão de no mínimo cinco porções de frutas e vegetais por dia, com boa hidratação e bom funcionamento do intestino, têm uma pele muito mais saudável e bonita do que aqueles que possuem uma dieta desbalanceada, que são obesos ou desnutridos, e que comem muita gordura, açúcares e sal.

Cuidar dos nossos hábitos

Excesso de bebidas alcoólicas e o péssimo hábito de fumar fazem mal para todos os tecidos corporais. Com a pele não é diferente. Tabagistas e pessoas que consomem álcool em demasia estampam em sua pele os seus maus hábitos de estilo de vida. Já as pessoas com hábitos positivos, como controlar o estresse e dormir bem, por exemplo, têm uma pele muito mais bonita e saudável.

Adequar os cuidados com a idade e o sexo

Já vimos que as mulheres têm características especiais em sua pele. Ela costuma ser mais sensível, menos oleosa e mais vulnerável do que a dos homens. Além disso, quanto mais avançada a idade, mais a pele já sofreu desafios e agressões. Esse tipo de pele vai necessitar cuidados de limpeza, tonificação e hidratação ainda mais intensos. Isso explica por que os cuidados com a pele devem ser individualizados.

Cuidados diários com a pele

Assim como os dentes, a pele deve receber cuidados e atenções especiais todos os dias. Muito mais do que apenas a higiene do corpo, do rosto e das mãos, a pele necessita ser tonificada e hidratada. Esses passos são fundamentais para que a pele do rosto de homens e mulheres, de qualquer idade, reflita na superfície o estilo de vida saudável e ativo que promovemos desde a primeira página desta obra.

1º Passo: Limpar

Deve ser feita diariamente, pela manhã e à noite. Pela manhã, a limpeza ajuda a preparar a pele para enfrentar os desafios e agentes agressores do dia a dia, e à noite, antes de dormir, ajuda a eliminar todas as impurezas e poluentes acumulados durante o dia.

Caso você utilize maquiagem, deverá primeiro aplicar um bom produto demaquilante para somente então utilizar o sabonete escolhido para a limpeza. Cada tipo de pele, oleosa, muito seca ou sensível, vai necessitar de um sabonete de qualidade e que seja específico para suas respectivas necessidades.

Quem tem a pele seca deve usar um sabonete mais suave e que já possua em sua fórmula substâncias hidratantes. Já quem tem a pele mais oleosa deverá procurar sabonetes livres de gorduras, que equilibrem a oleosidade. Quem tem pele oleosa costuma acreditar que quanto mais lavar o rosto ou o corpo, menos oleosa a cútis ficará. Isso, porém, é um erro, pois o que acontece é exatamente o contrário: o excesso de lavagens somente estimula as glândulas sebáceas a produzir ainda mais óleo.

2º Passo: Tonificar

O produto tonificante irá complementar a limpeza, eliminando as impurezas mais difíceis. Ele também é responsável por reequilibrar o pH natural da pele que foi alterado no passo da limpeza. Esse passo é extremamente importante para que o hidratante que você usar a seguir seja mais eficaz.

3º Passo: Hidratar

O hidratante é responsável por devolver as qualidades de hidratação de que a pele necessita por ter sido agredida e ter ficado ressecada ao longo do dia. Esse passo é essencial, pois muitas vezes essa desidratação, esse ressecamento por desgaste, pode ser confundido com rugas finas. Aquele pé de galinha assustador que aparece ali na região das pálpebras até de gente bem jovem, pode não ser nada mais do que falta de hidratação!

Muitos hidratantes de boa qualidade já recebem na sua formulação um filtro solar. Além de cumprirem sua função antirressecamento, esses produtos ajudam a proteger a pele da face contra os efeitos danosos dos raios solares, como vimos há pouco.

OUTROS PASSOS IMPORTANTES

✓ **Esfoliação.** A esfoliação tem o intuito de remover as células mortas e desobstruir os poros, ajudando a eliminar os cravos já existentes. A indicação é que esse procedimento, para quem tem pele seca, seja feito a cada 15 dias, e para quem tem pele oleosa, até duas vezes na semana. Para peles normais a mistas, uma vez por semana é suficiente.

✓ **Proteção solar.** Se você ainda não protege seu rosto com um filtro solar de qualidade, essa é a hora! Já existem no mercado diversos filtros solares específicos para cada tipo de pele do rosto, e por se tratar de uma área mais sensível, merece, sim, esse cuidado. É importante lembrar que protetor solar para o rosto é um e para o corpo é outro; eles são bem diferentes. O protetor solar específico para o corpo não deve ser usado no rosto, pois, por ser mais consistente, pode aumentar a oleosidade do rosto e deixar uma sensação mais pesada.

✓ **A pele ao redor dos olhos, do colo e das mãos** também é muito importante para expressar a beleza e o estilo de vida saudável e ativo. Utilize produtos específicos e de boa qualidade para essas regiões também.

CONCLUSÃO

A pele é o maior órgão do nosso corpo e tem a função de formar uma barreira entre o meio interno e o externo. Além dessa função de proteção, ela também participa da manutenção da temperatura e hidratação corporal. Ela é nosso verdadeiro cartão de visitas, pois não podemos ver como estão nossos órgãos internos, mas nosso estado nutricional e de saúde em geral pode ser expresso por meio da nossa pele.

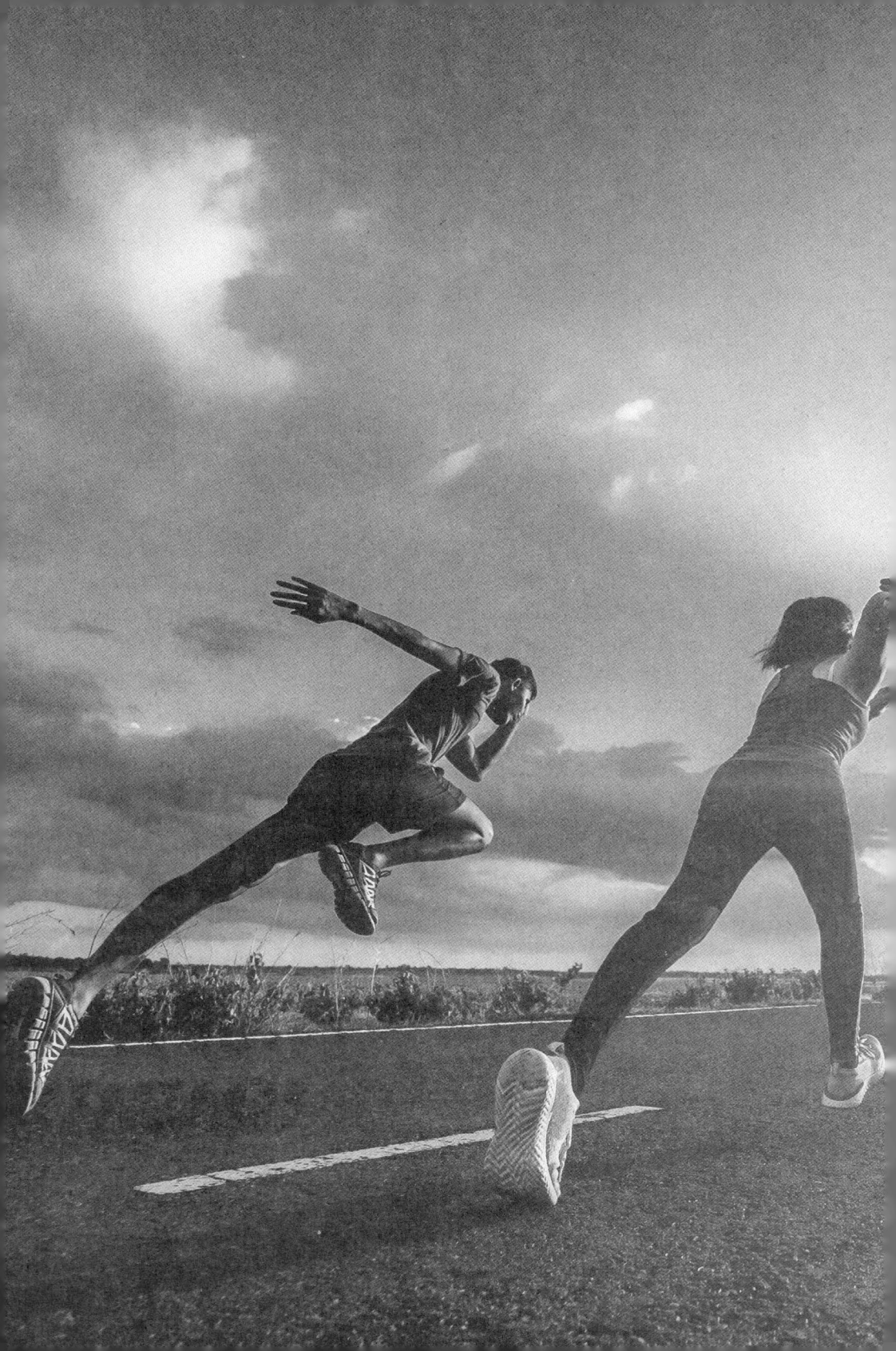

CONSIDERAÇÕES FINAIS: POR QUE ESSE DESAFIO É PARA A VIDA TODA?

>>>>>>>>>>>>>>>>>>>>

Porque é muito mais fácil emagrecer do que permanecer no peso saudável. As taxas de obesidade não param de crescer, em todos os países, em todas as classes sociais e em todas as faixas etárias. Mesmo com todos os esforços dos governos, das autoridades de saúde, dos cientistas e da própria sociedade organizada, cada vez mais temos pessoas sofrendo e adoecendo por excesso de gordura corporal. Pela primeira vez na história deste planeta, o número de pessoas acima do peso saudável é maior do que o número de indivíduos em situação de fome ou falta de comida.

E o excesso de gordura corporal é apenas um dos fatores dessa equação! O grande objetivo e a grande vantagem em adotar um estilo de vida saudável e ativo para sempre é que a qualidade e a quantidade de vida aumentam. Além dos ganhos na autoestima e na autoimagem, quanto mais positivo for ficando o seu estilo de vida, mais a sua vida melhorará em todos os demais aspectos.

Na minha experiência profissional, de mais de 25 anos promovendo o estilo de vida positivo para pacientes, leitores, público que assiste às minhas palestras ao vivo ou através das mais variadas mídias, eu aprendi que três desculpas são as mais comuns para que as pessoas não incorporem as filosofias de boa nutrição, exercício e controle do estresse em seu dia a dia:

- **1. Falta de informação:** essa é uma desculpa que não se sustenta mais em pleno século XXI. Mesmo sabendo que o conhecimento sobre nutrição, exercício e saúde em geral não para de aumentar e de se modificar, não acreditamos que, atualmente, uma pessoa simplesmente não saiba que o que ela escolhe comer, como ela se exercita e como descansa terá um profundo impacto em sua vida.

- **2. Falta de tempo:** essa é outra desculpa que não funciona. Tempo é uma questão de preferência, de escolhas. Se a pessoa mais ocupada do mundo repentinamente sentir uma dor de dente, é certo que ela vai encontrar tempo para ir ao dentista.

- **3. Falta de motivação:** essa desculpa me parece ser a raiz do problema. A maioria das pessoas sabe o que fazer e como fazer para se alimentar bem, fazer atividade física e controlar o estresse, mas elas começam na segunda-feira e vão perdendo a motivação ao longo da semana. Em um dia tem festa; no outro, choveu; no outro, estão cansados... e assim aquela motivação inicial simplesmente desaparece.

Na verdade, apenas quando a pessoa melhora o seu estilo de vida, pela vida toda, é que essas as mudanças se tornam marcantes e permanentes.

Quem quer fazer alguma coisa, encontra um motivo. Quem não quer fazer, sempre vai encontrar uma desculpa. Este desafio deve ser renovado sempre, com motivação e entusiasmo. Quanto mais ele for compartilhado com outras pessoas, maior será o seu compromisso e a sua motivação.

Que viver mais e melhor seja sempre o seu motivo principal. É isso que eu desejo para mim, para a minha família, para os meus amigos e para os meus leitores, suas famílias e seus amigos.

Que esta obra e este desafio sejam constantemente um fator de motivação e de inspiração para a sua decisão de adotar um estilo de vida saudável e ativo em todos os seus dias neste mundo maravilhoso. Saúde e sucesso!

Com carinho,

Nataniel Viuniski

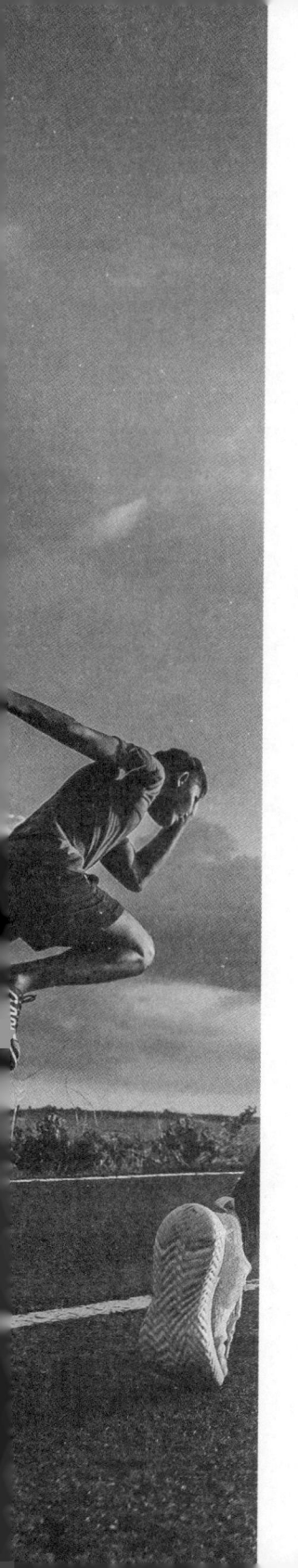

QUEM QUER FAZER ALGUMA COISA, ENCONTRA UM MOTIVO. QUEM NÃO QUER FAZER, SEMPRE VAI ENCONTRAR UMA DESCULPA.

@DOUTORNATANIEL

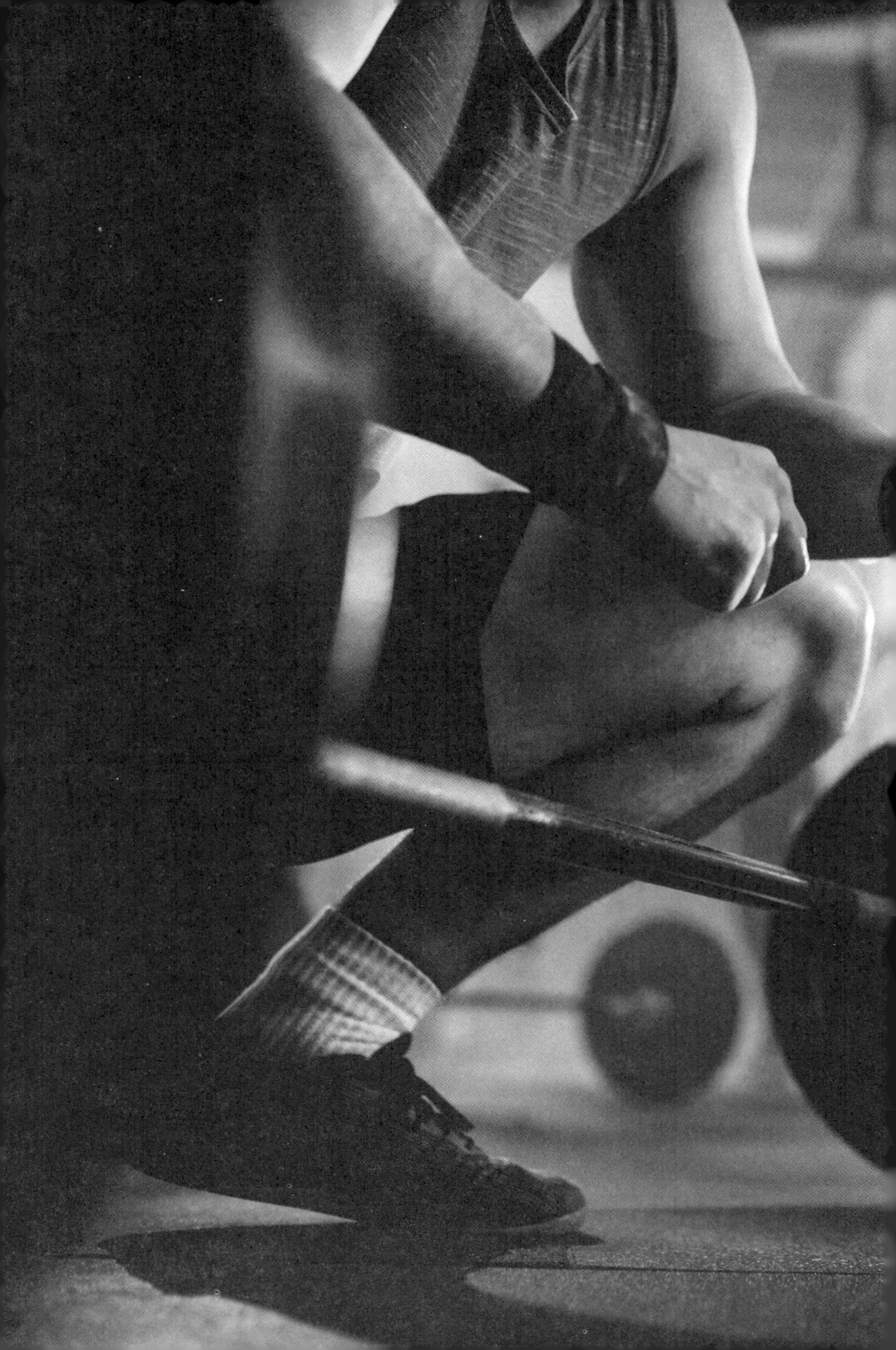

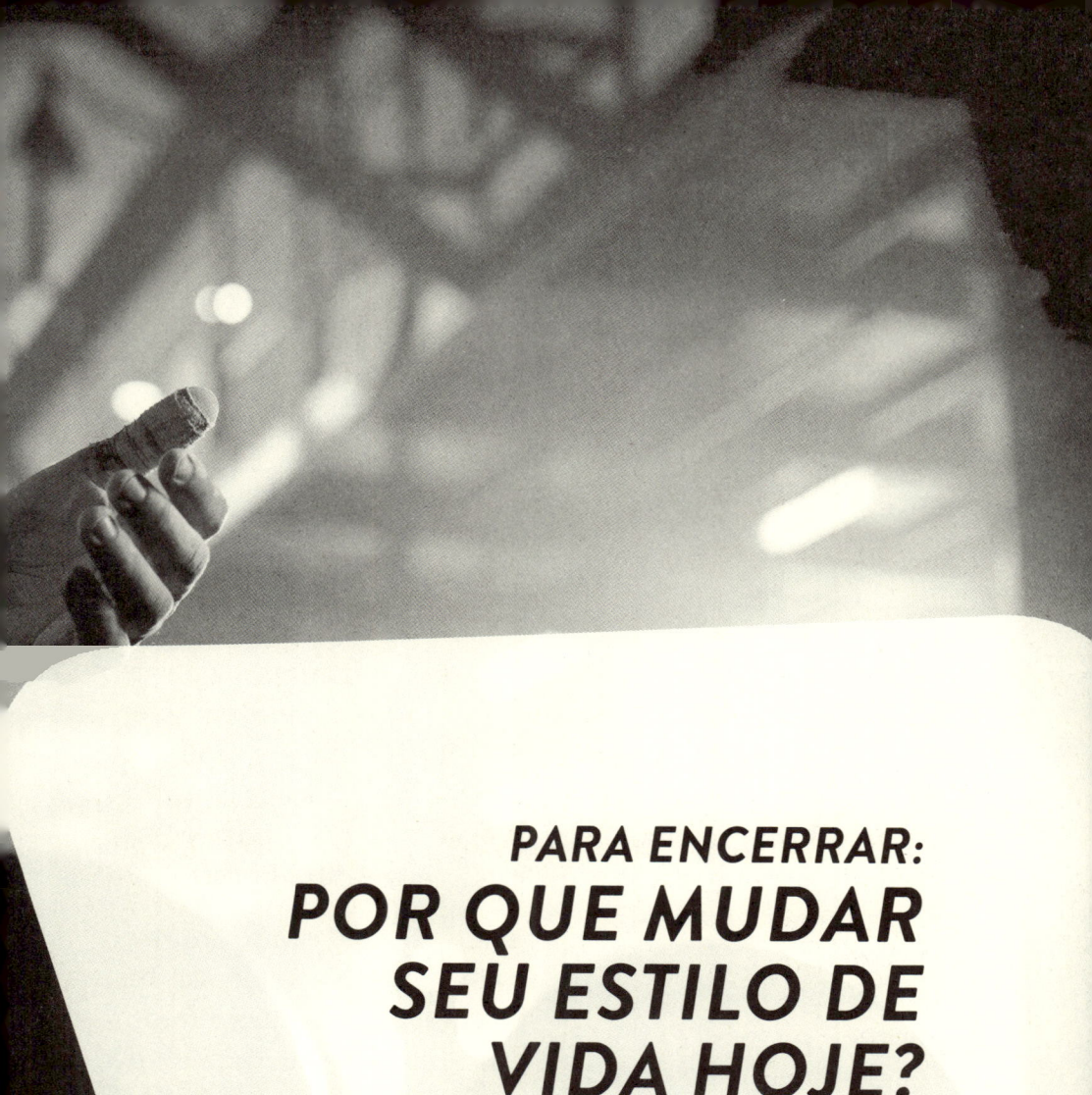

PARA ENCERRAR:
POR QUE MUDAR SEU ESTILO DE VIDA HOJE?

DICAS PRÁTICAS PARA UMA VIDA MAIS SAUDÁVEL

>>>>>>>>>>>>>>>>>>>>

Iniciar um estilo de vida saudável e ativo pode parecer difícil no começo, principalmente se você estiver há muitos anos sem fazer exercícios físicos e/ou acostumado com alimentos que não fazem bem à saúde. No entanto, nada é impossível ao ser humano. Quando temos certeza do que queremos, arranjamos forças de lugares inimagináveis.

Além disso, existem formas de deixar essa nova fase da sua vida mais divertida. Um bom exemplo é incluir outras pessoas no seu desafio: amigos, familiares, vizinhos, colegas etc. Todas as mudanças no estilo de vida que são feitas em grupo ou em comunidade são mais prazerosas, eficazes e duradouras.

Outro ponto importante é não subir na balança para se pesar todos os dias. Neste desafio de 90 dias, o ideal é que você verifique seu peso e suas medidas uma vez por semana. Estipule um dia e horário fixos para isso. Minha sugestão é que você se pese de manhã cedo e evite as segundas-feiras. Lembre-se, também, que no período pré-menstrual é possível ocorrer a retenção de até 1 L de água, o que vai representar 1 kg a mais no seu peso.

Por fim, vale destacar que os picos de fome são os maiores inimigos de quem quer adotar uma alimentação saudável. O maior sabotador de um bom plano alimentar é o que eu chamo de "ataques de comilança", também conhecido como compulsão alimentar. Para evitar que você caia nessa armadilha, elencamos a seguir algumas dicas para controlar a compulsão alimentar:

- ✓ Coma devagar, saboreando e mastigando bem os alimentos. Siga as sugestões do cardápio apresentado mais adiante, fazendo as seis refeições diárias, o que significará comer de três em três horas, aproximadamente. Também dê preferência para os lanches com proteína magra, como nas sugestões que serão apresentadas.

- ✓ Tome, no mínimo, oito copos de água por dia, seja pura ou na forma de chás ou bebida de fibras com baixas calorias.

- ✓ Faça um diário anotando tudo o que come e como estava o seu humor na hora das refeições. Inclua sua ingestão de líquidos e aproveite para anotar os exercícios realizados.

Lembre-se:

- Não existem, no Universo, dois seres humanos iguais! Por isso, o que estamos apresentando são apenas sugestões de cardápio para uma alimentação saudável e balanceada. Cada pessoa tem um metabolismo e um organismo únicos. Pessoas diferentes, mesmo que sigam um mesmo programa, podem e costumam ter resultados diferentes. O desafio aqui é, e sempre será, entre você e você mesmo!

- Somente um profissional da saúde está habilitado para criar um programa nutricional individual e específico para cada pessoa.

- Se você é portador de qualquer transtorno de saúde, caso esteja grávida ou amamentando, caso seja idoso ou criança, é imperativo consultar um médico ou nutricionista antes de adotar as sugestões oferecidas aqui.

- Qualquer pessoa que vai realizar mudanças, e que adota um estilo de vida mais ativo e mais saudável, terá um resultado melhor e mais seguro quando estiver sendo acompanhada por um profissional da área da saúde. Este livro não pretende substituir o trabalho de um médico, psicólogo, nutricionista ou profissional de Educação Física!

SUGESTÃO DE ROTINA DE EXERCÍCIOS FÍSICOS

A seguir, serão apresentadas algumas sugestões de treinos e hábitos para você que deseja levar um estilo de vida menos sedentário e mais saudável. No entanto, a intenção, aqui, não é apresentar um passo a passo de exercícios ou prescrever treinos que somente um profissional habilitado está apto a fazer, mas oferecer diretrizes que possam servir de base para você começar. Hoje em dia, com a tecnologia a nosso favor, temos à disposição diversos programas de treinos para as mais diversas finalidades. Use e abuse desses recursos!

Se você estiver *iniciando a prática de exercícios físicos* hoje, um bom começo é convidar algumas pessoas para fazer caminhada com você. Como dito anteriormente, todas as mudanças no estilo de vida que são feitas em grupo ou em comunidade são mais prazerosas e, consequentemente, mostram avanços mais significativos e constantes.

Caso você já esteja num nível intermediário de condicionamento físico, peça a ajuda de um profissional de Educação Física para elaborar treinos ao ar livre, como zumba, circuitos aeróbicos, pedaladas ou corridas. Se estiver em um nível avançado, é porque a prática de exercícios já se tornou um hábito na sua rotina. Então, mantenha-se focado nos programas e planos que já vem desenvolvendo, seja individualmente ou em grupo. Uma excelente opção é pedir ajuda a um profissional de Educação Física para desenvolver uma planilha com foco em aumentar o tempo e a intensidade dos seus treinos gradualmente.

Na *primeira semana*, você pode começar com 30 minutos por dia e aumentar o tempo de exercício em 10 minutos na *segunda semana*. Não esqueça de alongar a musculatura antes e depois das atividades. Faça disso uma rotina! Mesmo quando não for se exercitar, faça alongamentos a cada duas horas que ficar sentado, seja no trabalho, em aulas ou em casa.

Na *terceira semana* do desafio, seu corpo já estará mais habituado à prática das atividades físicas. Portanto, aproveite o momento para manter o ritmo e acrescentar à sua rotina uma atividade de relaxamento, como meditação, ioga ou lazer.

Na *quarta semana*, crie o hábito de ingerir uma fonte de carboidrato e proteína de qualidade após os treinos. Dessa forma, você estará dando um importante passo para cuidar melhor da sua alimentação.

E por falar em alimentação, proponha-se, na *quinta semana*, a cuidar do equilíbrio das gorduras ingeridas. Coloque uma etiqueta adesiva com a data em que abrir uma garrafa de óleo de cozinha e observe quanto tempo ela dura na sua casa. Outra sugestão interessante é começar a usar um suplemento de ômega-3 de alta qualidade.

Na *sexta semana*, siga aumentando o tempo de exercício em dez minutos a cada semana e continue com a rotina de alongamentos para antes e depois das atividades, bem como a cada duas horas que ficar sentado. Com relação à alimentação, passe a incluir mais frutas e verduras em seu cardápio e diminua as farinhas refinadas, como pão branco, macarrão e biscoitos. Se for o caso, opte pela versão integral desses alimentos. Siga com os cuidados e, na *sétima semana*, certifique-se de que está comendo cinco porções de frutas e vegetais todos os dias.

Na *oitava semana*, verifique como está sua ingestão diária de cálcio e vitamina D. Se necessário, cogite o uso de um suplemento que contenha esses componentes na formulação.

Na *nona semana*, procure aumentar a ingestão de alimentos integrais, frutas e verduras. Se desejar, faça uso de um suplemento de fibras solúveis e insolúveis, bem como de um suplemento à base de maltodextrina resistente.

Na *décima semana*, foque na hidratação. Crie o hábito de tomar um copo de água antes do café da manhã e outro antes de deitar, e não se esqueça de estar sempre bem hidratado antes, durante e depois do seu exercício. Se a sua prática de exercícios for intensa, cogite utilizar um suplemento repositor hidroeletrolítico para beber antes, durante e depois do treino.

Caso se exercite ao ar livre, tão fundamental quanto se manter hidratado é usar um protetor solar adequado. Se você não tiver o hábito de cuidar da sua pele, proponha-se a, a partir da *décima primeira semana*, cuidar da limpeza, tonificação, hidratação e proteção da sua pele.

Se adotar pequenas mudanças em seu dia a dia, você chegará ao final do desafio de 90 dias com um estilo de vida muito mais saudável e ativo. Por isso, o foco da *décima segunda semana* é a sua motivação. Encontre pessoas que possam lhe motivar e ser motivadas por você para adotar o estilo de vida saudável e ativo por toda a vida.

TABELAS DE EQUIVALENTES [47]

A seguir, veja a relação de alimentos equivalentes entre si e descubra as melhores opções para substituições ou escolhas. Caso esteja em busca de uma perda de peso mais expressiva, consulte o seu nutricionista/nutrólogo antes de fazer qualquer substituição na dieta prescrita.

Grupo dos lácteos desnatados ou reduzidos em gordura (aprox. 70 kcal). Uma porção equivale a:	
Alimento	Tamanho da porção
Iogurte *light* com sabor	200 ml
Iogurte natural desnatado	200 ml
Leite desnatado	200 ml
Leite desnatado em pó	2 colheres de sopa
Leite semidesnatado	200 ml
Cream cheese light	1 colher de sopa
Queijo muçarela	2 fatias
Queijo *quark light*	2 colheres de sopa
Queijo ralado (parmesão)	1 colher de sopa
Queijo minas	1 fatia
Queijo *petit suisse light*	1 unidade
Ricota	1 fatia grande

---

[47] Tabela Brasileira de Composição de Alimentos (TBCA). Universidade de São Paulo (USP). Food Research Center (FoRC). Versão 7.2. São Paulo, 2023. Disponível em: http://www.fcf.usp.br/tbca. Acesso em: 05 abr. 2023.

Grupo dos amidos (aprox. 75 kcal). Uma porção equivale a:	
Alimento	**Tamanho da porção**
Aipim	2 colheres de sopa
Amido de milho	2 colheres de chá
Arroz branco	Meia concha média
Arroz integral	Meia concha média
Aveia	3 colheres de sopa
Batata-doce	1 fatia grande
Batata inglesa	1 unidade média
Biscoito de água e sal	4 unidades
Biscoito de arroz	2 unidades
Biscoito de polvilho	7 roscas médias
Biscoito de amido de milho	4 unidades
Biscoito de leite	4 unidades
Biscoito salgado *cream cracker*	4 unidades
Bolo caseiro (sem recheio e sem cobertura)	1 fatia fina
Cereal em barra (sem chocolate)	1 unidade
Farinha de mandioca	1 colher de sopa
Farinha láctea	1 colher de sopa
Flocos de milho (cereal matinal sem chocolate)	1 xícara de chá
Granola	2 colheres de sopa

Grupo dos amidos (aprox. 75 kcal). Uma porção equivale a:	
Alimento	**Tamanho da porção**
Macarrão	2 colheres de sopa
Milho verde	½ espiga de milho ou 2 colheres de sopa
Cereais com açúcar (Neston)	2 colheres de sopa
Nhoque	2 colheres de sopa
Pão tipo bisnaguinha	1 unidade
Pão caseiro	1 fatia fina
Pão de sanduíche	1 fatia média
Pão francês	½ unidade
Pão integral	1 fatia
Pão *light* (35 kcal)	2 fatias
Pão de 40 a 75 kcal	1 fatia
Pinhão	4 unidades
Pipoca estourada	1 xícara de chá
Polenta cozida ou assada	2 colheres de servir ou 1 fatia grande
Purê de batata ou aipim	2 colheres de sopa
Pão tipo tortilha *light*	Meia unidade
Torrada industrializada	2 unidades

Grupo das leguminosas (aprox. 95 kcal). Uma porção equivale a:	
Alimento	**Tamanho da porção**
Feijão-preto ou carioca	1 concha média de grão + 1 concha média de caldo
Grão-de-bico	3 colheres de sopa
Lentilha	1 concha média
Ervilha	4 colheres de sopa
Feijão-branco	4 colheres de sopa

Grupo das carnes magras (aprox. 40 kcal). Uma porção equivale a:	
Alimento	**Tamanho da porção**
Atum em água e sal	2 colheres de sopa
Camarão	2 colheres de sopa
Carne bovina magra	1 pedaço pequeno (palma da mão)
Carne moída de gado	2 colheres de sopa
Fígado bovino	1 pedaço pequeno
Fígado de frango	1 unidade
Filé de peixe	1 pedaço pequeno (palma da mão)
Frango ou peru sem pele	1 pedaço pequeno
Lombo suíno	1 pedaço pequeno

Grupo das carnes, presuntos, ovos (aprox. 40 kcal). Uma porção equivale a:	
Alimento	**Tamanho da porção**
Almôndega	1 unidade grande
Bife de hambúrguer (teor reduzido de gordura)	1 unidade média
Blanquet de peru	5 fatias
Coração de frango	7 unidades
Ovo	1 unidade
Presunto sem capa de gordura	1 fatia fina
Patê de peru *light*	1 colher de sopa
Salsicha de peru *light*	1 unidade média
Sardinha *light*	3 colheres de sopa

Grupo das gorduras (aprox. 25 kcal). Uma porção equivale a:	
Alimento	**Tamanho da porção**
Maionese industrializada	2 colheres de chá
Manteiga	2 colheres de chá
Margarina *light*	1 colher de sopa
Óleo vegetal	1 colher de sobremesa
Requeijão	1 colher de sopa
Azeitona	8 unidades

Grupo dos vegetais* (aprox. 25 kcal). Uma porção equivale a:	
Alimento	**Tamanho da porção**
Beterraba crua ralada	2 colheres de sopa
Beterraba cozida	4 fatias
Cebola	1 unidade média
Cenoura crua ralada	4 colheres de sopa
Cenoura cozida	5 colheres de sopa
Chuchu	5 colheres de sopa
Moranga	3 colheres de sopa
Palmito em conserva	1 unidade média
Vagem	5 colheres de sopa

* Os seguintes vegetais e verduras podem ser consumidos à vontade: abobrinha verde, acelga, agrião, beringela, brócolis, chicória, cogumelo, couve, couve-flor, espinafre, mostarda, pepino, pimentão (amarelo, verde e vermelho), rabanete, radite, repolho, rúcula, tomate e tomate-cereja.

Grupo dos açúcares (aprox. 60 kcal). Uma porção equivale a:

Alimento	Tamanho da porção
Açúcar	3 colheres de chá
Doce de leite	1 colher de sobremesa
Geleia	1 colher de sobremesa
Gelatina pronta *diet*	1 tigela pequena
Mel	1 colher de sopa
Achocolatado *light*	2 colheres de sopa
Geleia com pedaços de fruta	1 colher de sobremesa
Chocolate meio amargo ou amargo	2 quadrados
Sorvete zero gordura	2 colheres de sopa

Grupo das frutas (aprox. 65 kcal). Uma porção equivale a:

Alimento	Tamanho da porção
Abacaxi	1 fatia grossa
Ameixa seca/amarela/branca (nêspera)	2 unidades
Banana	1 unidade grande
Bergamota	1 unidade média
Caqui	1 unidade pequena
Caqui de chocolate	2 unidades pequenas
Damasco seco	3 unidades

Grupo das frutas (aprox. 65 kcal). Uma porção equivale a:	
Alimento	**Tamanho da porção**
Figo	1 unidade
Goiaba	1 unidade média
Kiwi	2 unidades médias
Laranja	1 unidade média
Maçã	1 unidade média
Mamão	1 fatia média
Manga	1 fatia média
Melancia	1 fatia grande
Melão	2 fatias pequenas
Morango	12 unidades médias
Nectarina	2 unidades pequenas
Pera	1 unidade média
Pêssego	1 unidade média
Salada de frutas simples	3 colheres de sopa
Uva	15 unidades
Uva-passa	1 colher de sopa
Suco de laranja	150 ml

SUGESTÃO DE PLANO ALIMENTAR

Agora que você já conhece os grupos alimentares, a seguir, você terá acesso a uma estrutura de plano alimentar com opções de alimentos para que você possa se inspirar na hora de preparar as refeições da sua dieta. Vale dizer que esses cardápios são meramente sugestivos, um auxílio para você que deseja, a partir de agora, seguir um estilo de vida saudável e ativo, mas não sabe por onde começar as mudanças em sua alimentação. Hoje em dia, há muitas páginas na internet, principalmente nas redes sociais, com uma infinidade de receitas — algumas muito saudáveis, outras, nem tanto! — que se encaixam perfeitamente nas sugestões dadas aqui. Use a criatividade a seu favor, e caso esteja em busca de uma perda de peso mais expressiva, não deixe de buscar a ajuda de profissionais especializados.

Estrutura do plano alimentar (dieta de 1500 kcal)	
Refeição	**Estrutura alimentar**
Café da manhã	Grupos dos lácteos desnatados: 1 escolha Grupos dos amidos: 1 escolha Grupo dos açúcares: 1 escolha Grupo das carnes: 1 escolha Grupo das frutas: 1 escolha
Lanche	Grupo das frutas: 1 escolha
Almoço	Grupo dos amidos: 2 escolhas Grupo das carnes magras: 1 escolha Grupo das leguminosas: 1 escolha Grupo dos vegetais: 1 escolha Grupo dos vegetais livres: mínimo de 3 escolhas
Sobremesa	Grupo das frutas: 1 escolha
Lanche 1	Grupo das frutas: 1 escolha
Lanche 2	Grupo dos lácteos desnatados: 1 escolha Grupo dos amidos: 1 escolha
Jantar	Grupo dos amidos: 2 escolhas Grupo das carnes magras: 1 escolha Grupo das carnes: 1 escolha Grupo dos vegetais: 1 escolha Grupo dos vegetais livres: mínimo de 2 escolhas
Sobremesa	Grupo dos açúcares: 1 escolha OU Grupo das frutas: 1 escolha

Refeição	Estrutura alimentar
	SEGUNDA-FEIRA
Café da manhã	200 ml de leite desnatado 1 fatia de pão integral 1 colher de sopa de mel 1 fatia média de ricota 1 fatia média de mamão
Lanche	1 pera
Almoço	1 concha média de arroz integral 1 pedaço médio de filé de peixe 4 colheres de sopa de cenoura crua ralada Salada: 1 prato de sobremesa com, no mínimo, 3 vegetais do grupo livre
Sobremesa	3 damascos
Lanche 1	1 banana
Lanche 2	200 ml de iogurte com sabor 2 colheres de sopa de granola
Jantar	4 colheres de sopa de purê de batata 1 pedaço pequeno de frango grelhado 4 colheres de sopa de beterraba cozida 1 ovo cozido Salada: 1 prato de sobremesa com, no mínimo, 2 vegetais do grupo livre
Sobremesa	1 tigela pequena de gelatina *diet*

Refeição	Estrutura alimentar
TERÇA-FEIRA	
Café da manhã	200 ml de leite desnatado 2 unidades de torrada 1 colher de sobremesa de geleia zero açúcar 2 colheres de sopa de queijo *quark light* 1 unidade grande de banana
Lanche	2 unidades médias de kiwi
Almoço	2 colheres de servir de macarrão 2 colheres de sopa de carne moída 4 colheres de sopa de ervilha 4 fatias de beterraba cozida 1 prato de sobremesa com, no mínimo, 3 vegetais do grupo livre
Sobremesa	1 unidade de bergamota
Lanche 1	1 colher de servir de salada de frutas simples
Lanche 2	200 ml de leite desnatado 1 fatia fina de bolo caseiro (sem cobertura e sem recheio)
Jantar	2 fatias de pão integral 5 fatias de *blanquet* de peru médias 1 fatia grande de ricota 1 ponta de faca de margarina *light* 4 colheres de sopa de cenoura crua ralada 1 prato de sobremesa com, no mínimo, 2 vegetais do grupo livre
Sobremesa	1 unidade de maçã

QUARTA-FEIRA	
Refeição	**Estrutura alimentar**
Café da manhã	200 ml de iogurte natural desnatado 2 colheres de sopa de granola 1 fatia grande de ricota 12 morangos 1 colher de sopa de mel
Lanche	1 maçã
Almoço	1 concha média de arroz integral 1 concha média de lentilha 1 pedaço pequeno de carne bovina magra 3 colheres de sopa de moranga Salada: 1 prato de sobremesa com, no mínimo, 3 vegetais do grupo livre
Sobremesa	1 pêssego
Lanche 1	2 fatias pequenas de melão
Lanche 2	200 ml de leite desnatado 2 fatias de pão *light* (35 kcal) 1 colher de sobremesa de geleia zero açúcar
Jantar	4 colheres de sopa de polenta mole Molho de salsicha de peru *light* (2 colheres de molho de tomate + 1 salsicha de peru *light*) 1 colher de sopa de queijo parmesão ralado 4 fatias de beterraba cozida Salada: 1 prato de sobremesa com, no mínimo, 2 vegetais do grupo livre
Sobremesa	1 tigela pequena de gelatina *diet*

Refeição	Estrutura alimentar
	QUINTA-FEIRA
Café da manhã	200 ml de leite desnatado 2 fatias de pão *light* (35 kcal) 1 colher de sobremesa de geleia zero açúcar 1 fatia de queijo minas 1 unidade de goiabada
Lanche	15 uvas
Almoço	1 unidade média de batata inglesa ½ concha média de arroz integral 3 colheres de sopa de grão-de-bico 1 pedaço pequeno de filé de peixe 5 colheres de sopa de vagem Salada: 1 prato de sobremesa com, no mínimo, 3 vegetais do grupo livre
Sobremesa	1 fatia média de manga
Lanche 1	2 unidades pequenas de caqui de chocolate
Lanche 2	200 ml de iogurte *light* com sabor 2 colheres de sopa de aveia
Jantar	1 pão francês 1 bife de hambúrguer médio 1 cebola refogada pequena Salada: 1 prato de sobremesa com, no mínimo, 2 vegetais do grupo livre
Sobremesa	3 damascos secos

SEXTA-FEIRA	
Refeição	**Estrutura alimentar**
Café da manhã	200 ml de leite desnatado 1 fatia de pão integral 1 colher de sobremesa de geleia 2 colheres de sopa de queijo *quark light* 1 colher de sopa de uva-passa
Lanche	2 figos pequenos
Almoço	1 concha média de arroz integral 1 concha média de grão + 1 concha média de caldo de feijão 1 pedaço pequeno de lombo suíno 5 colheres de sopa de cenoura cozida Salada: 1 prato de sobremesa com, no mínimo, 3 vegetais do grupo livre
Sobremesa	1 fatia média de mamão
Lanche 1	1 bergamota pequena
Lanche 2	4 unidades de biscoito salgado *cream cracker* 200 ml de leite desnatado
Jantar	4 fatias de pão *light* (35 kcal) 3 colheres de sopa de sardinha *light* 1 fatia grande de ricota 1 unidade média de palmito em conserva Salada: 1 prato de sobremesa com, no mínimo, 2 vegetais do grupo livre
Sobremesa	1 tigela pequena de gelatina *diet*

SÁBADO	
Refeição	Estrutura alimentar
Café da manhã	200 ml de leite desnatado 2 colheres de sopa de achocolatado light 2 fatias de pão *light* (35 kcal) 4 fatias de *blanquet* de peru médias 3 colheres de sopa de salada de frutas simples
Lanche	3 unidades de damasco seco
Almoço	2 colheres de servir de aipim 1 pedaço pequeno de carne bovina magra 4 colheres de sopa de cenoura crua ralada 2 colheres de servir de feijão-branco 1 prato de sobremesa com, no mínimo, 3 vegetais do grupo livre
Sobremesa	15 unidades de morango
Lanche 1	1 fatia grande de melancia
Lanche 2	200 ml de iogurte *light* com sabor 1 unidade de cereal em barra (sem chocolate)
Jantar	2 fatias grandes de batata-doce 1 pedaço pequeno de frango grelhado (com *cream cheese*) 1 colher de sopa de *cream cheese light* 5 colheres de sopa cheias de chuchu com tempero verde 1 prato de sobremesa com, no mínimo, 2 vegetais do grupo livre
Sobremesa	1 unidade de laranja

Refeição	Estrutura alimentar
DOMINGO	
Café da manhã	200 ml de leite desnatado 1 fatia média de pão de sanduíche 1 colher de sobremesa de doce de leite 1 unidade de queijo *petit suisse* 1 banana
Lanche	2 nêsperas grandes
Almoço	4 colheres de sopa de nhoque 2 colheres de sopa de camarão 4 colheres de sopa de ervilha 1 unidade de palmito em conserva Salada: 1 prato de sobremesa com, no mínimo, 3 vegetais do grupo livre
Sobremesa	1 caqui
Lanche 1	1 fatia grande de abacaxi
Lanche 2	200 ml de leite desnatado 7 roscas médias de biscoito de polvilho
Jantar	1 espiga ou 4 colheres de sopa de milho verde 5 colheres de sopa de vagem 1 pedaço pequeno de frango grelhado 5 fatias (cortadas em pedaços pequenos) de *blanquet* de peru Salada: 1 prato de sobremesa com, no mínimo, 2 vegetais do grupo livre
Sobremesa	1 tigela pequena de gelatina *diet*

PARABÉNS!

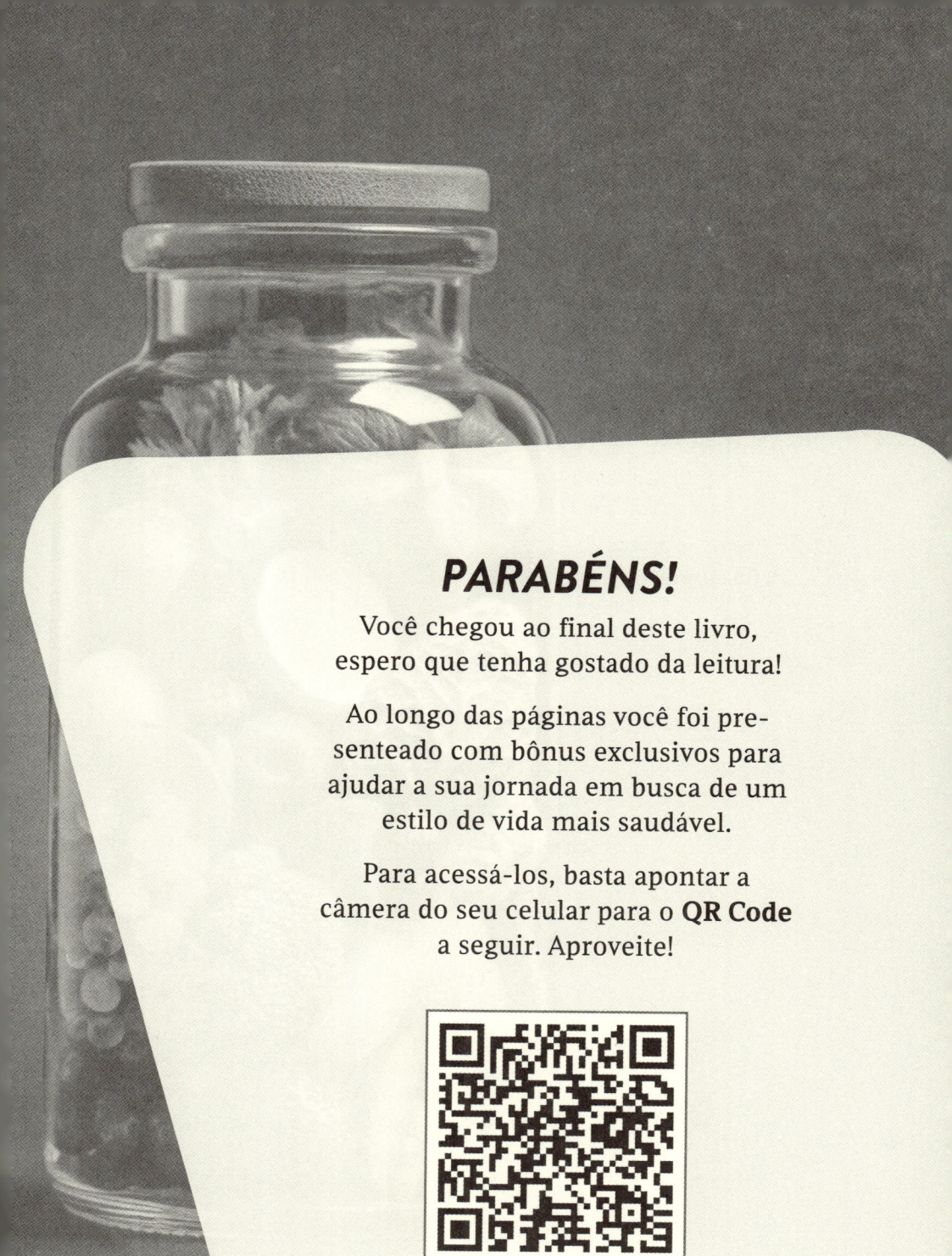

Você chegou ao final deste livro, espero que tenha gostado da leitura!

Ao longo das páginas você foi presenteado com bônus exclusivos para ajudar a sua jornada em busca de um estilo de vida mais saudável.

Para acessá-los, basta apontar a câmera do seu celular para o **QR Code** a seguir. Aproveite!

Transformação pessoal, crescimento contínuo, aprendizado com equilíbrio e consciência elevada. Essas palavras fazem sentido para você? Se você busca a sua evolução espiritual, acesse os nossos sites e redes sociais:

Luz da Serra Editora no **Instagram**:

Conheça também nosso **Selo MAP – Mentes de Alta Performance:**

No **Instagram**:

Luz da Serra Editora no **Facebook**:

No **Facebook**:

Conheça todos os nossos livros acessando nossa **loja virtual**:

Conheça os sites das outras empresas do Grupo Luz da Serra:

luzdaserra.com.br

iniciados.com.br

luzdaserra

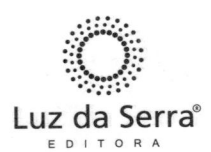

Luz da Serra®
EDITORA

Rua das Calêndulas, 62 – Juriti
Nova Petrópolis / RS – CEP 95150-000
Fone: (54) 99263-0619
E-mail: loja@luzdaserra.com.br

Impressão e Acabamento | Gráfica Viena
Todo papel desta obra possui certificação FSC® do fabricante.
Produzido conforme melhores práticas de gestão ambiental (ISO 14001)
www.graficaviena.com.br